Alain Goldcher

Bien vivre avec un « oignon »

Questions/réponses illustrées sur l'hallux valgus, le trouble statique le plus fréquent

L'Harmattan

Ouvrages du même auteur :

- Abrégé de Podologie. Alain Goldcher, éditions Elsevier-Masson, 1987, 210 pages ; réédition en 1991, 1996, 2001, 2007 et 2012 (339 pages) ; traduit en italien, espagnol et portugais.
- La drépanocytose. Guide médical pratique. A. Goldcher, F. Galactéros, D. Bachir, éditions AP-HP et Doin, 1997, 60 pages.
- Maux de pied, Alain Goldcher, éditions Hermann, collection ouverture médicale, 1998, 130 pages.
- Informatiser son exercice médical, Alain Goldcher et Marc Szejwach, collection exercer au quotidien, éditions Masson, 1999, 160 pages.
- Podologie du sport, Alain Goldcher et Éric Nataf, collection médecine du sport, éditions Masson, juillet 2002, 192 pages.
- Napoléon Ier. L'ultime autopsie. Alain Goldcher, éditions S.P.M., Paris, 430 pages, 2012 ; prix Jean-François Coste de l'Académie nationale de médecine.
- Petit guide illustré. Pied-Chaussure, Alain Goldcher, éditions Aedis, Vichy, 2019, 6 pages.
- Au chevet des Bonaparte, Alain Goldcher, éditions Soteca, Paris, janvier 2020, 298 pages.
- Biographie du Dr Jean-Noël Hallé, médecin ordinaire de Napoléon Ier, Alain Goldcher, édition en cours.

5-7, rue de l'École-Polytechnique, 75005 Paris

http://www.editions-harmattan.fr

ISBN : 978-2-343-24237-8
EAN : 9782343242378

Éthique et pratique médicale

fondée par Richard Moreau
Collection dirigée par Roger Teyssou

La collection « Éthique et pratique médicale » est une tribune qui permet à tous les acteurs du monde de la santé, professionnels, enseignants, administrateurs, économistes et patients d'exposer leurs opinions, de décrire leur expérience et de proposer des solutions aux problèmes posés par une profession en pleine mutation, et ce en toute indépendance et en conformité avec la déontologie et les bonnes pratiques médicales.

Dernières parutions

Jeannot BAANITSE, *Soins palliatifs en RD Congo et en Afrique. Appel à la promotion et l'intégration,* 2021.
François MATH, *La recherche médicale française. Hier on la trouvait, aujourd'hui on la cherche,* 2021.
Jacques MORNAT, *Choix et médecine*, 2021.
Philippe VIARD, *On n'est jamais assez vieux pour faire un mort, Repenser les soins pour les personnes dans les services de longue durée*, 2021.
Justine DIEHL, *Vaccins, Entre méfiance et adhésion*, 2021.
Jean-Yves DE LA CAFFINIERE, *50 ans de pratique chirurgicale. Pensées parallèles,* 2021.
David LERICHE, *Equilibre et motricité chez les personnes âgées, la liaison œil-pied*, 2020.
Bernard JURTH, *Vivre mieux à tout âge grâce à l'ostéopathie, Suivi de Journal d'un voyage aux sources de l'ostéopathie*, 2020.
Claire GRAND, *Les maladies expliquées aux enfants. Microbes et compagnie,* 2020.
Khadija Chahraoui & Antoine Bioy, *Corps et Traumatismes Théories et sens de la maladie*, 2018.
Jean-Yves DE LA CAFFINIERE, *La prise de décision médicale, Un art ou une science ?, Essai*, 2019.
Élodie PETITJEAN et Olivier PETITJEAN (dir.), *Histoire de la relation médecin-malade. Analyse autour des concepts d'information, de consentement et d'autonomie du patient*, 2018.
Philippe LIVERNEAUX, *Live Surgery. Alerte sur une pratique médicale dangereuse*, 2018.
Dr Jean-Marc ISRAËL, *L'information du patient en médecine nucléaire. Dire et comprendre*, 2018.
Gilles Damas FROISSART, *Voyage à travers la psychiatrie stéphanoise 1975 – 2015, De l'envie de changer le monde à l'imagerie cérébrale,* 2018.

Bien vivre avec un « oignon »

Questions/réponses illustrées sur l'hallux valgus, le trouble statique le plus fréquent

PREMIERE PARTIE

Notions de base indispensables

Caractéristiques cliniques et anatomiques d'un pied

Définitions

Différents types de souffrances

Evolutions possibles

Une notion essentielle :
Bien distinguer le bord *médial** du bord *latéral**

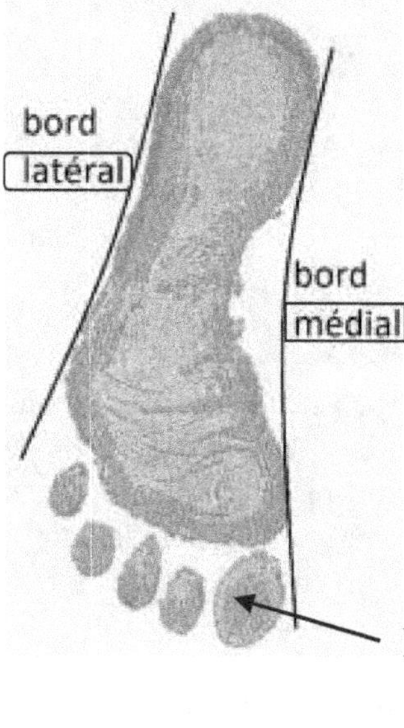

HALLUX

Commençons par un aperçu essentiel sur l'anatomie d'un avant-pied.

Squelette vu du dos

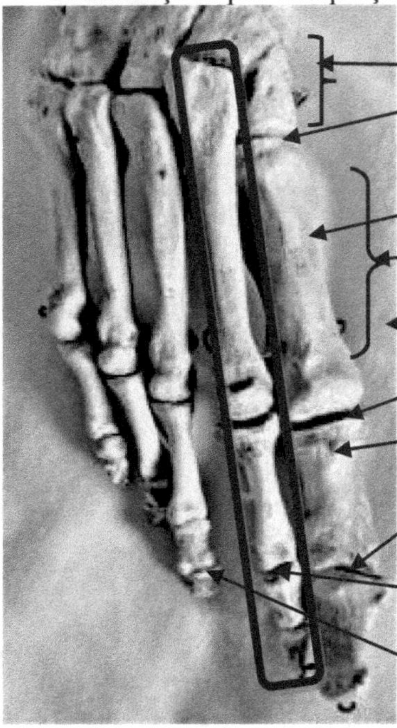

Vue de la plante du pied

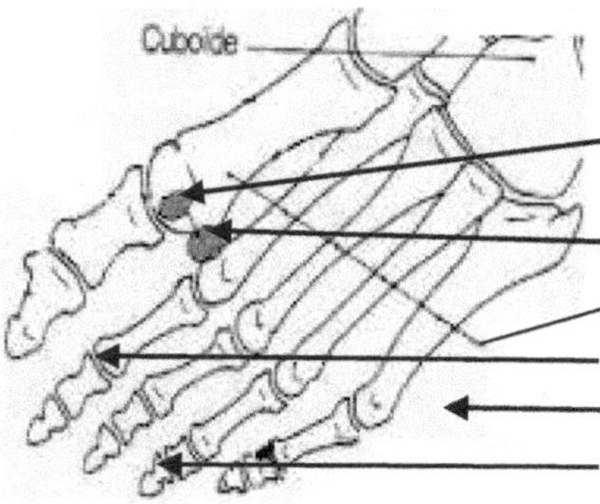

I/ Quelques définitions à connaître

L'expression *hallux valgus*, peu usitée dans le langage courant, se compose de deux mots d'origine latine. Un retour dans la langue de Molière ! Appréhender ce trouble dit morpho-statique de l'avant-pied, ses causes, ses conséquences et sa prise en charge, nécessite la compréhension de nombreux termes médicaux de la même origine.

Que signifie le mot *hallux* ?

Le mot *hallux* signifie « premier » en latin.

Chez l'homme, l'hallux correspond à ce que nous appelons le *gros orteil*. Contrairement aux doigts de la main, aucun nom ne désigne les petits orteils ; à côté de l'hallux (le 1er), se trouve le 2ème, puis le 3ème…jusqu'au 5ème. On désigne parfois le plus petit orteil comme le *quintus*, le cinquième en latin.

Qu'est-ce qu'un *valgus* ?

Également tiré du latin, *valgus* signifie « bancal, tourné en dehors ».
Un *valgus* ou *valgum* correspond à une déviation « en dehors, en latérale* », par rapport à l'axe médian du corps c'est-à-dire l'axe tracé de la tête aux pieds et qui divise le corps en deux parties symétriques.

Sur un pied *gauche* vu par sa face dorsale, le gros orteil forme un « *L* » comme dans va*L*gus.
L'hallux est dévié vers les petits orteils.

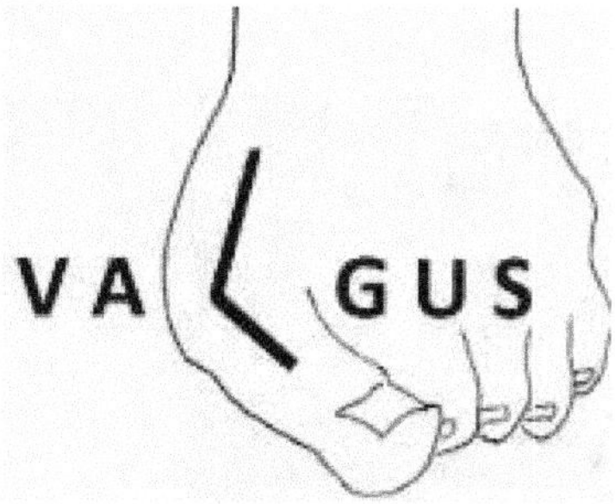

Autre exemple, pour des jambes déformées en forme de X, on parle de *genu valgum* : les 2 chevilles sont éloignées de l'axe médian du corps.

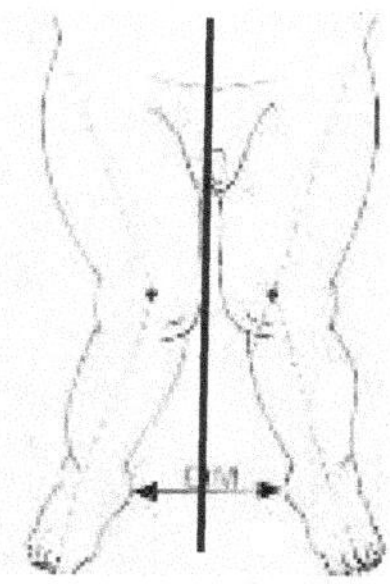

Chez l'homme, l'hallux est normalement dévié vers l'extérieur, c'est-à-dire qu'il s'éloigne de l'axe médian du corps ; il se dévie naturellement vers les petits orteils.
ATTENTION : En anatomie pure, un *valgus* désigne en réalité une *double* déviation dans l'espace ; dans ce cas, l'ongle de l'hallux ne s'oriente plus vers le haut mais vers l'intérieur comme le montre les photos ci-dessous.

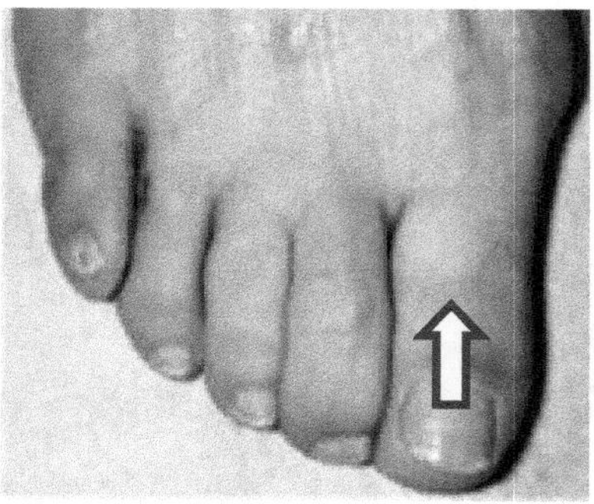

Hallux « normal » : l'ongle reste orienté vers le haut, au zénith

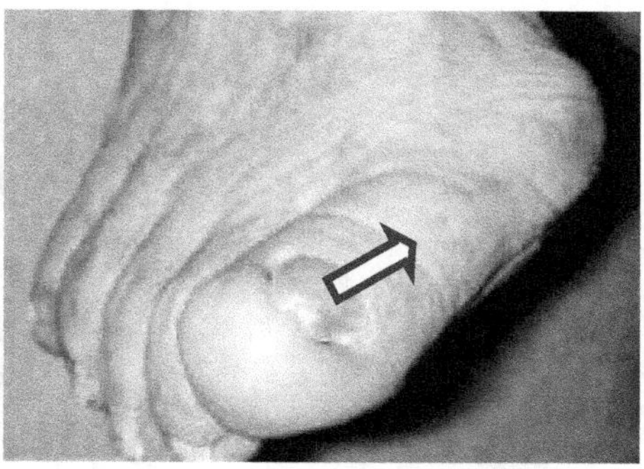

Hallux *valgus* vrai : l'ongle s'oriente en médial*, dit en *pronation**

Il est habituel de parler, à tort, d'hallux valgus pour toute déviation latérale* du gros orteil ce qui est souvent faux ; le plus souvent, il s'agit d'un *hallux* ***abductus**** qui représente la déviation la plus fréquente, puisque c'est la *norme* humaine, indispensable pour un bon déroulé du pied au sol.

Qu'appelle-t-on hallux valgus en médecine ?
Cette expression correspond à *deux entités* différentes qui méritent d'être bien définies et comprises : l'une clinique, l'autre radiologique.

En clinique, l'hallux valgus se caractérise par un gros orteil dévié vers l'extérieur, en *abduction**, par rapport au centre du corps, associé à une rotation plus ou moins prononcée vers l'intérieur, la *pronation**.
-Dans le plan dit horizontal, pied à plat sur le sol, le gros orteil présente une déviation latérale*, par rapport à l'axe médian du corps, c'est-à-dire vers les petits orteils (*abduction*).

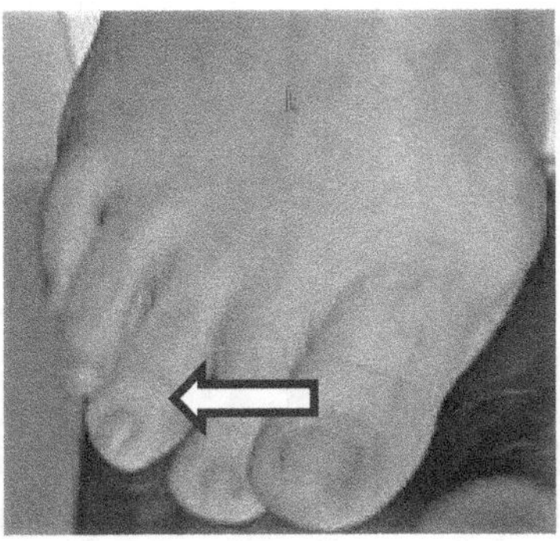
Vue dorsale

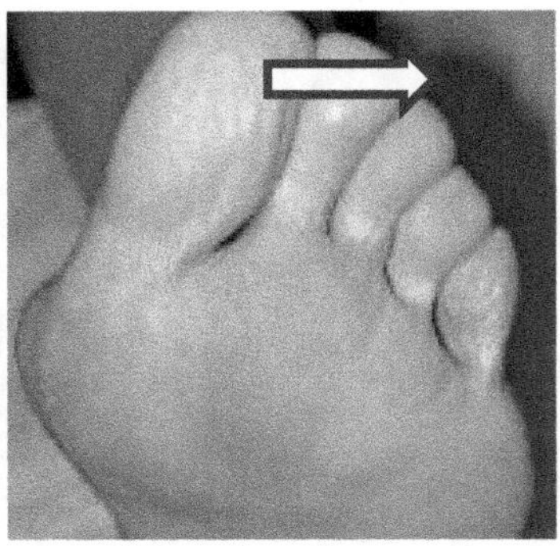
Vue plantaire

-Dans le plan dit frontal, parallèle au front sur un sujet debout, on observe une bascule en rotation vers l'intérieur ; l'orteil tourne dans le sens des aiguilles d'une montre pour l'hallux droit. L'*ongle* regarde en dedans, vers l'axe médian du corps.

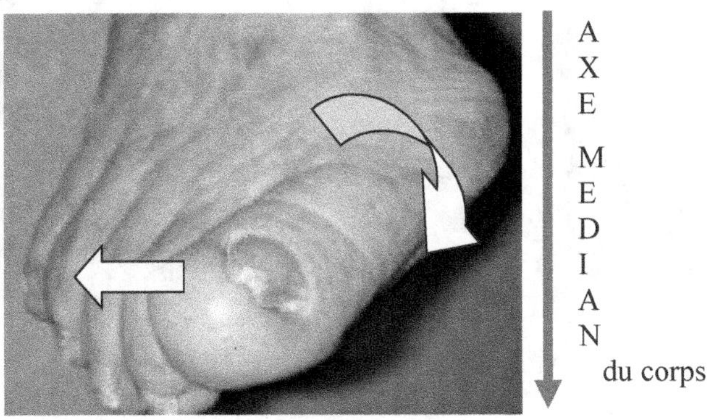

Déviation dite en *valgus* [*abduction* + *pronation**] du gros orteil

En radiologie, l'hallux valgus désigne un ***angle*** mesuré sur un cliché de l'avant-pied dit de face, pris sur un patient en position debout. Il se mesure entre l'axe du premier métatarsien (M1) et celui de la première phalange (P1) ; sa valeur varie normalement entre 8 et 12° (degrés). Dans la majorité des cas, les problèmes d'hallux valgus cliniques apparaissent pour un angle nettement supérieur à 15°.

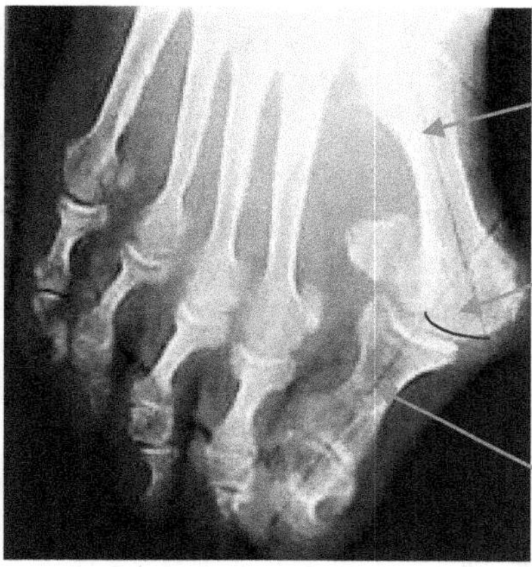

Axe du 1er métatarsien (M1)

Angle d'hallux valgus entre l'axe du premier métatarsien et l'axe de la première phalange

Axe de la première phalange (P1)

Un angle d'hallux valgus inférieur à 5° est considéré comme un *hallux adductus** plutôt pathologique car tous les êtres humains doivent avoir un gros orteil légèrement dévié vers les petits pour faciliter le déroulé du pied au sol, du petit orteil vers le gros, sans blocage en fin de pas. Une des grandes différences entre les grands singes et nous. [Cf. 4ème partie]

L'hallux valgus est-il toujours un problème médical ?

- *Non*, en l'absence de gêne ou de symptôme associé à la déformation.

Dans la population générale, cette éventualité reste la plus fréquente, quel que soit l'âge et l'importance de la déformation. Cette éventualité favorable dépend essentiellement du respect de l'avant-pied dans les chaussures portées, sans compression contraignante.

Rappelons que l'*hallux abductus**, la simple déviation latérale*, est héréditaire et physiologique chez tout être humain comme le fait d'avoir cinq orteils par pied, deux yeux, un nez, etc. Il s'agit d'une position normale sur le plan anatomique. En revanche, l'*hallux valgus* au sens médical du terme ainsi que l'*hallux adductus* ou l'*hallux varus** sont pathologiques à priori, surtout s'ils deviennent une source de souffrance.

- *Oui,* en cas de gros orteil symptomatique, quelle que soit la gêne.

Associé à des douleurs, à une difficulté de chaussage dans le commerce traditionnel, une gêne esthétique ou une des nombreuses autres complications décrites dans ce livre, l'hallux valgus devient un véritable problème médical.

Voici quelques exemples de complications à la racine du gros orteil qui peuvent poser des problèmes médicaux plus ou moins sérieux : une plaie, un cor, un durillon, un enraidissement articulaire, une tuméfaction, un gonflement, une inflammation ou une infection locale et bien d'autres.
En réalité, un pied avec hallux valgus commence à poser de véritables problèmes si son avant-pied n'est plus compatible avec le volume disponible dans les chaussures du commerce, ce qu'on appelle le *chaussant**. Il s'ensuit une compression dont les conséquences délétères augmentent et s'aggravent avec le temps parfois amplifiées par certaines maladies associées comme un diabète, une artérite*, un rhumatisme, ou une des autres pathologies plus rares qui fragilisent les structures anatomiques du pied.
Chacun devrait connaître sa longueur et sa *grosseur** de pied en « point de Paris* » et dans les systèmes de mesure internationaux utilisés dans l'industrie de la chaussure. [Voir chapitres suivants]

Existe-t-il des anomalies qui ressemblent à l'hallux valgus ?
Il existe essentiellement deux troubles morphologiques du gros orteil qui peuvent tromper un œil non averti : le *valgus interphalangien* et la *griffe* du gros orteil. Rappelons qu'un gros orteil dévié vers les petits orteils sans torsion représente la norme appelée *hallux abductus*.
- Dans le *valgus inter phalangien*, aussi dénommé *crosse* latérale, il existe une déviation entre les deux phalanges du gros orteil. Elle correspond à une simple accentuation de la déviation en dehors de la phalange distale* (P2) par rapport à la phalange proximale* (P1).

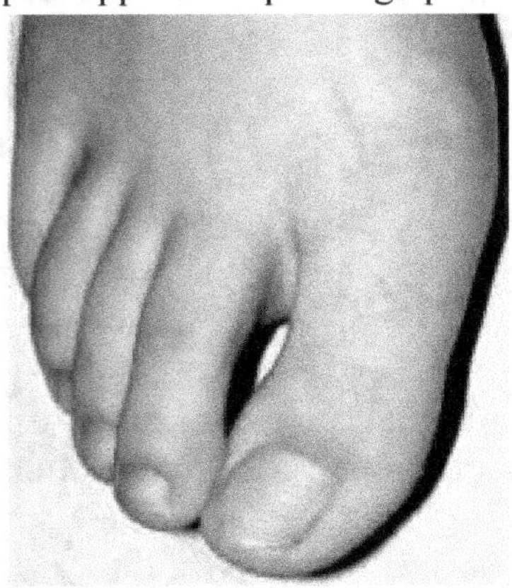

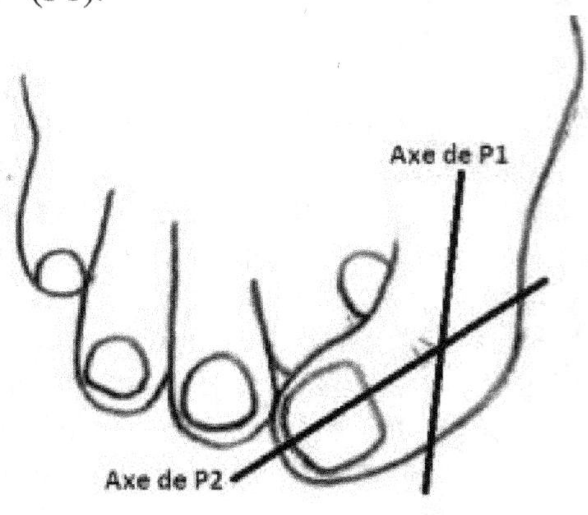

Pour ne pas confondre, il faut observer le gros orteil en cachant la phalange distale (P2) avec une main ; la base de l'hallux ne paraît plus déviée.
En radiographie, l'angle de déviation habituel entre les deux phalanges du gros orteil mesure entre 2° et 5°. Une valeur supérieure à 8° peut simuler un hallux valgus lors d'un examen peu attentif.
La distinction s'impose car l'évolution et les complications diffèrent complètement. Le plus souvent, la gêne reste modeste, limitée à une légère

saillie médiale* de la tête de la première phalange (P1) accompagnée d'un petit durillon plantaire sous l'articulation entre les phalanges.
Pour certains spécialistes, cette déviation prédispose à l'hallux valgus. Dans bien des cas, il ne s'agit que d'un faux hallux valgus qui nécessite que très rarement une prise en charge médicale et certainement pas chirurgicale.

- On appelle *griffe* de l'hallux, la flexion de la phalange distale (P2) par rapport à la proximale (P1). Une saillie se forme à la face dorsale de l'orteil en regard de l'articulation entre les phalanges. La griffe est facile à distinguer d'un hallux valgus si l'on observe bien le gros orteil. Elle est souvent secondaire à un canon d'orteil* appelé « hyper égyptien* », à un traumatisme voire à une intervention chirurgicale sur le gros orteil.

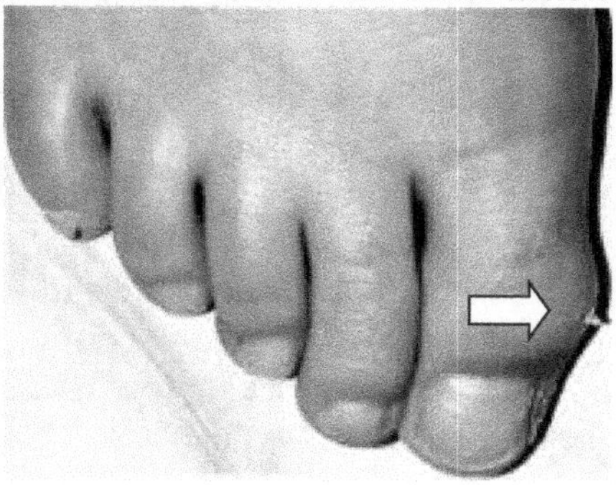
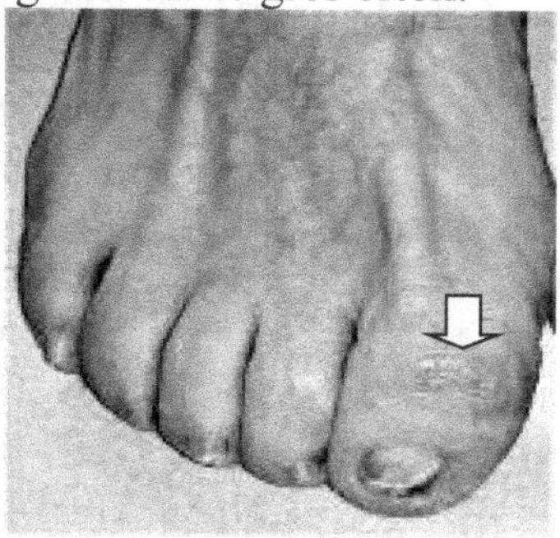

Parfois, la griffe entre les deux phalanges favorise le frottement du gros orteil dans les chaussures et déclenche l'apparition d'une bursite* ou d'un cor chronique à sa face dorsale. ⇨

Qu'est-ce qu'un pied normal, sans hallux valgus ?
En fait, tous les pieds dits normaux ont un gros orteil légèrement dévié vers les petits, un *hallux abductus* physiologique déjà défini précédemment.
Le pied dit « normal » est plutôt creux, bien équilibré au niveau des pressions plantaires, avec un *alignement* harmonieux dit *parabolique** des têtes métatarsiennes dont nous préciserons l'importance mécanique. Rappelons que l'angle d'hallux valgus physiologique se situe entre 8° et 12°.
Il ne faut pas confondre le pied *normal* et le pied *standard* qui correspond aux normes des fabricants de chaussure de série industrielle.
En pratique, le choix d'une bonne chaussure pour son pied impose de bien connaître deux mesures essentielles : sa longueur et sa *grosseur**.
La grosseur étant identique pour tous les modèles d'un fabricant, choisie par lui sur des données épidémiologiques et statistiques, seule la longueur est communiquée et affichée, prétendant représenter la « pointure* ». En France, la grosseur standard est déterminée le plus souvent par un chiffre 5e ou 6e pour une femme, selon le modèle et la marque, 7e pour un homme, 8e pour une chaussure de sport ou de sécurité... [Voir chapitre sur les chaussures]

En résumé :
*Un hallux **abd**uctus, dévié vers l'extérieur, vers les petits orteils, est normal, physiologique pour tous les humains.*
*Un hallux **add**uctus, dévié vers l'intérieur du corps, vers l'axe de symétrie du corps, est anormal, parfois pathologique.*
Un hallux valgus, associant déviation latérale et pronation, peut être la source de nombreuses souffrances au cours de la vie.

II/ Bien connaître les caractéristiques de son propre pied

Plusieurs facteurs se combinent pour provoquer une déviation anormale du gros orteil. Certains sont liés à notre environnement personnel, comme par exemple le type de chaussure porté ou l'activité professionnelle et de loisir, d'autres fortement dépendants de notre propre corps.
Dans tous les cas, il importe de bien identifier les différentes particularités du pied qui prédisposent à la déviation de l'hallux en valgus, seul moyen pour agir préventivement contre son apparition et surtout son aggravation. Précisons d'emblée que la diversité des facteurs en cause explique pourquoi un hallux valgus *n'est pas héréditaire* contrairement à ce qu'on entend souvent dire ou voir écrit dans des magazines ou à la télévision ! En revanche, certains de ces facteurs peuvent se retrouver chez plusieurs membres d'une même famille expliquant en partie une prédisposition familiale.

Principaux facteurs prédisposants ou déclenchants
Les principaux éléments propres au pied, concernent :
- la longueur relative des orteils, ce qu'on appelle le *canon**digital
- la longueur relative des os du métatarse*, en particulier ce qu'on appelle l'*alignement parabolique** des têtes métatarsiennes
- la *mobilité* globale du gros orteil et surtout de son articulation MTP*
- la largeur de l'avant-pied ou plus exactement sa *grosseur**, son volume.

Bien connaître ces éléments permet de bien comprendre tous les aspects d'un hallux valgus pathologique, les douleurs et les autres types de souffrance.

Des pathologies prédisposantes
Ajoutons qu'il existe quelques maladies voire des traumatismes qui provoquent des hallux valgus : on les désigne alors comme *secondaires*.
Il s'agit par exemple, de la polyarthrite rhumatoïde, de la goutte, de certaines maladies neurologiques... [Voir 4e partie]
A l'inverse, les formes dites *primitives*, ou constitutionnelles, sont beaucoup plus fréquentes et justifient un examen plus en détails de tous les facteurs de prédisposition qui viennent d'être cités.

Qu'appelle-t-on *canon d'orteil* ?
En fonction de la longueur relative de l'hallux par rapport aux orteils voisins, on parle de canon égyptien, grec ou carré.

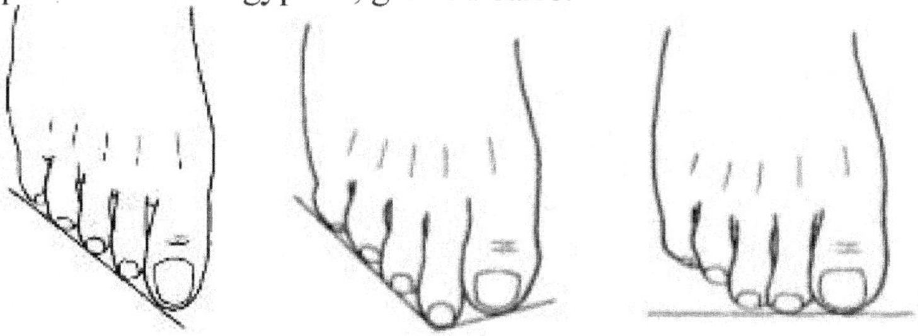

Egyptien Grec Carré ou Auvergnat

Un premier orteil plus long que les autres, dit *canon égyptien**, favorise la déviation de l'hallux vers les autres orteils. En fait, tout dépend des contraintes imposées au gros orteil lors de la marche pied chaussé. Ce canon représente environ 60% des pieds en France soit la majorité.

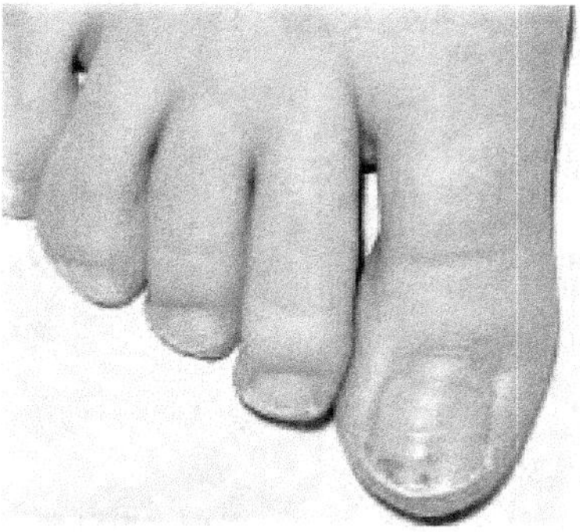

Exemple d'un avant-pied de canon égyptien : le gros orteil est à l'évidence plus long que les petits orteils.

Lorsque l'hallux est nettement plus long que les petits, comme ici, on parle plutôt de canon *hyper égyptien**, souvent une source de conflit dans la chaussure au niveau de son ongle.

En cas d'intervention chirurgicale sur un hallux valgus, la plupart des chirurgiens pratiquent un accourcissement d'une phalange de l'hallux, s'il est relativement long, pour obtenir un canon grec ou carré, afin de limiter le risque de récidive de la déviation.

L'alignement parabolique* des têtes métatarsiennes
C'est une caractéristique anatomique essentielle pour un bon fonctionnement de l'avant-pied.
Un avant-pied idéal pour la marche, dans une chaussure occidentale, doit présenter un alignement particulier des têtes métatarsiennes, une sorte de *canon métatarsien* idéal. En réunissant les métatarsiens par une ligne tangente à leurs cinq têtes, on doit observer une figure géométrique régulière appelée *segment de parabole*, dit de Lelièvre en France ou d'Hofmann-Lelièvre pour les Anglo-Saxons. Son non-respect joue un rôle primordial dans l'évolution délétère car il provoque une mauvaise répartition du poids du corps sur les cinq têtes métatarsiennes lors de la marche ou de la course.

En pratique, tout traitement chirurgical vise à rétablir une courbe parabolique la plus proche possible de l'alignement idéal afin d'assurer une répartition harmonieuse des pressions plantaires à la marche.

Alignement parabolique des têtes

1 : angle M1-M5 d'*ouverture* de la palette métatarsienne

2 : angle M1-M2 de *metatarsus varus*

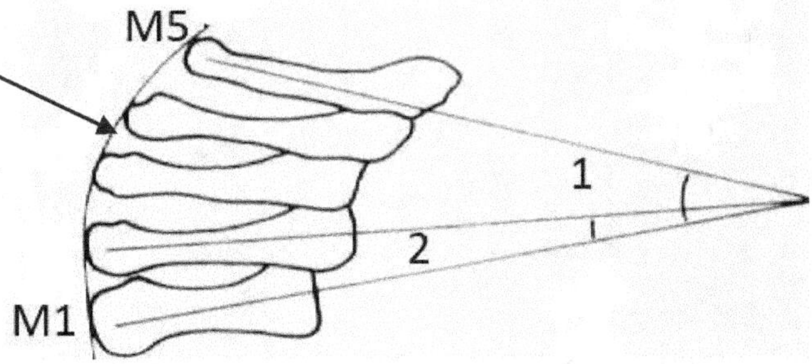

Le respect de cette courbe reste essentiel quelle que soit la longueur propre de chaque os métatarsien.

Identifier un hallux très mobile

L'excès de mobilité de l'articulation à la racine du gros orteil favorise bien évidement sa déviation. Elle peut être liée à une particularité squelettique des os ou des parties dites molles autour de l'articulation, c'est-à-dire des ligaments, des capsules ou des tendons musculaires.

Un 1er métatarsien trop court

Une brièveté de longueur du premier métatarsien entraine une « insuffisance fonctionnelle » du gros orteil appelée *anatomique*.

Le schéma ci-dessous montre un premier métatarsien (M1) très court, notamment par rapport au deuxième (M2), mais aussi très écarté de ce dernier définissant le *metatarsus varus* (ici de 20°) ; de plus, dans cet exemple, l'angle d'hallux valgus (M1-P1) mesure 30° donc bien supérieur à la limite habituelle acceptable de 12°. Cet ensemble aboutit à un premier rayon très mobile qui favorise la déviation.

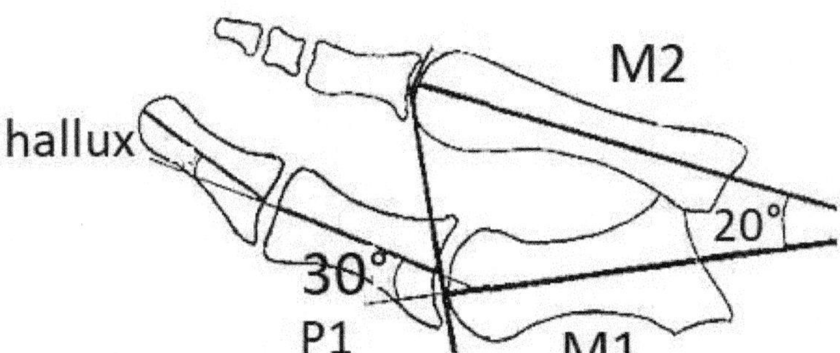

Un métatarsien trop incliné

Un premier métatarsien trop écarté du deuxième entraine également une « insuffisance fonctionnelle » du gros orteil que l'on peut qualifier de mécanique. Dans ce cas, l'angle entre les deux premiers métatarsiens (M1 et M2) est nettement supérieur à 12°, comme dans le schéma ci-dessus.
Un premier métatarsien trop court ou trop écarté des autres métatarsiens facilite la déviation de l'hallux au niveau de son articulation, à sa base. Il s'agit donc au final d'une prédisposition squelettique, relativement fréquente, qui favorise l'évolution vers un hallux valgus.

Une tête trop sphérique

Contrairement aux têtes du deuxième au cinquième métatarsiens, la première n'appuie pas directement au sol ; sa face plantaire repose sur deux osselets appelés *sésamoïdes*. Pour améliorer le maintien en place de ces petits os, il existe une « crête » en relief qui sépare deux logettes anatomiques. Cette crête s'observe sur un cliché radiographique pris sous un angle particulier :

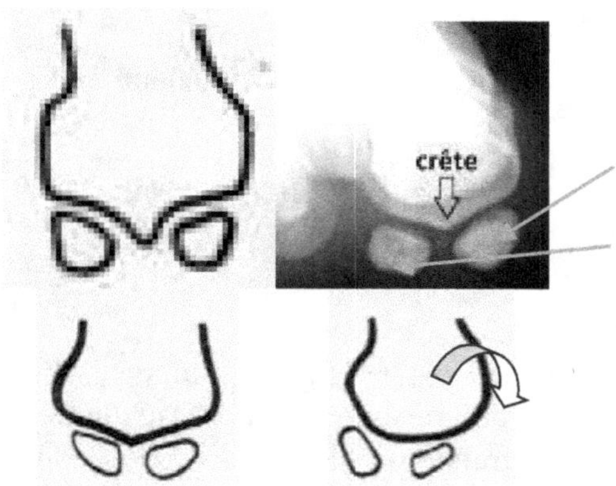

Crête présente

Os sésamoïde médial

Os sésamoïde latéral

Crête réduite ou absente, ce qui farosise la déviation

L'absence de cette crête rend la première tête trop sphérique ce qui facilite la mobilité de l'hallux au niveau de sa base (première articulation MTP*), donc sa déviation latérale puis le valgus.

Une hyperlaxité

Comme pour toutes les articulations, les os en contact bénéficient d'un ensemble de ligaments et d'une capsule qui facilite à la fois leur mobilité l'un par rapport à l'autre et leur maintien en bonne place. Tout est fait pour limiter le risque d'entorse par un simple étirement ou de luxation par la rupture d'un ligament avec perte de contact harmonieux entre les deux os.
Toute personne connue comme *hyperlaxe* présente un risque supplémentaire de présenter un hallux valgus au cours de sa vie. Rappelons à nouveau que cet élément anatomique seul ne suffit pas, l'hallux valgus ayant une origine multifactorielle.

En revanche, l'hyperlaxité ligamentaire se rencontre beaucoup plus souvent dans le sexe féminin, expliquant probablement en partie la prédominance féminine de l'hallux valgus avant la cinquantaine.

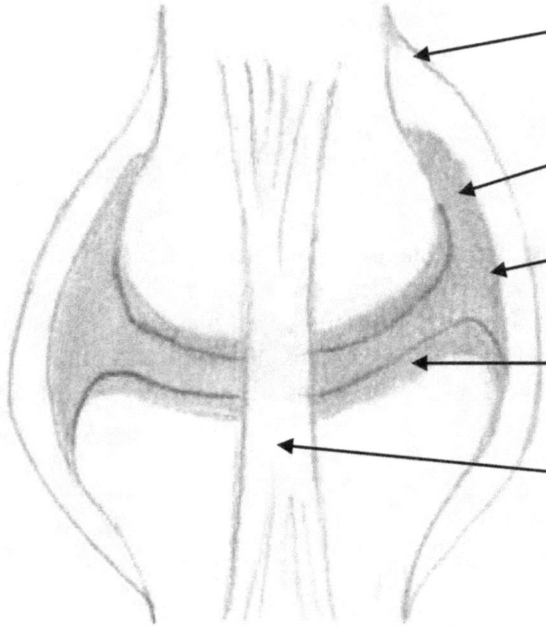

Qu'appelle-t-on avant-pied *large* ?
Pour être plus précis, disons que ce n'est pas la largeur d'un avant-pied qui pose problème mais son *volume* pour une raison évidente. Dans notre pays, on enferme nos avant-pieds, une grande partie de l'année, dans des chaussures fermées à l'avant. Le volume réservé au pied n'étant pas extensible, certains avant-pieds trop volumineux entrent en conflit avec la *tige** des chaussures. Dans ce cas, survient une compression relative qui facilite le déclenchement d'un hallux valgus symptomatique, s'il existe d'autres facteurs de prédisposition, et surtout son aggravation vers des lésions de la peau et des douleurs de plus en plus intenses en regard de la saillie osseuse.
Seul un avant-pied ayant un volume standard, c'est-à-dire compatible avec le « chaussant* » disponible dans les chaussures du commerce, n'a aucune raison de devenir douloureux en raison d'un conflit pied/chaussure, qu'il ait ou pas un hallux valgus. D'où l'importance considérable de cette notion de « largeur » qui se mesure facilement. [Voir 2e partie, choix d'une chaussure]

Quelles sont les principales causes d'un avant-pied *large* ?
Ce sont essentiellement toutes les anomalies qui écartent exagérément les têtes métatarsiennes entre elles. En voici quelques exemples.

*Le metatarsus varus**

Il correspond à un écartement trop important entre le premier métatarsien et le deuxième. Cet écartement peut être mesuré de façon précise sur un cliché de radiographie de l'avant-pied en charge, patient debout.

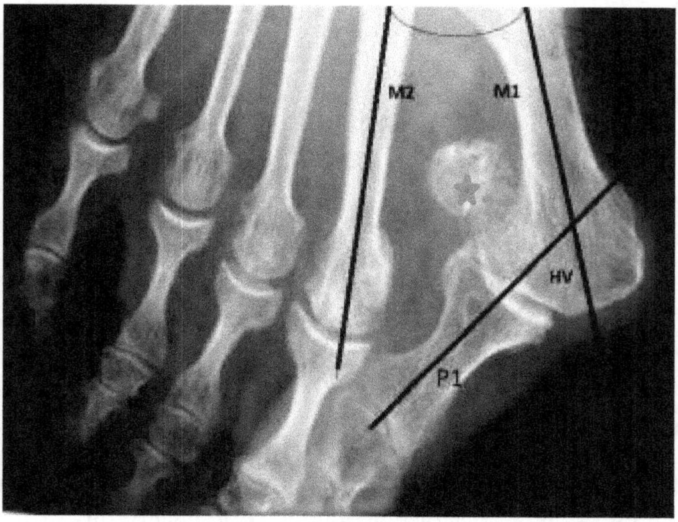

Le *metatarsus varus** correspond à l'angle entre les axes des deux premiers métatarsiens M1/M2.

M1 axe du premier métatarsien
M2 axe du deuxième métatarsien
P1 axe de la première phalange du gros orteil
HV = angle d'hallux valgus

★Le sésamoïde latéral visible dans le premier espace entre les deux premiers métatarsiens signe une luxation médiale* de la première tête, très fréquente en cas d'hallux valgus.

Un angle entre M1 et M2 de plus de 10° favorise la constitution d'un avant-pied large donc souvent volumineux, provoquant ainsi l'apparition plus fréquente d'un hallux valgus pathologique.

*Le quintus varus**

Il est caractérisé par un écart important entre les quatrième (M4) et cinquième (M5) métatarsiens. Un angle entre M4 et M5 de plus de huit degrés entraine aussi un avant-pied « large » mais pas toujours très volumineux ; véritable symétrie par rapport au *metatarsus varus** M1-M2.
Le quintus varus* s'associe souvent à une brièveté de longueur du cinquième métatarsien favorisant sa mobilité et la déviation du cinquième orteil vers le premier.

En cas de forte déviation, il se forme généralement une tuméfaction, ou bursite*, en regard de la cinquième tête métatarsienne dans des chaussures trop étroites.
A l'évidence, il s'agit d'un véritable trouble morpho-statique symétrique de l'hallux valgus.

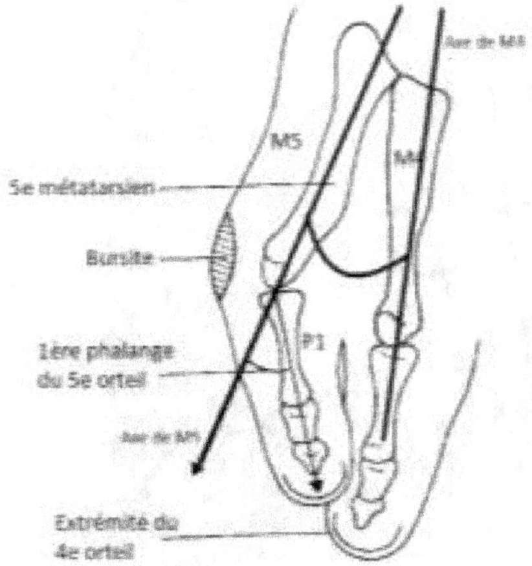

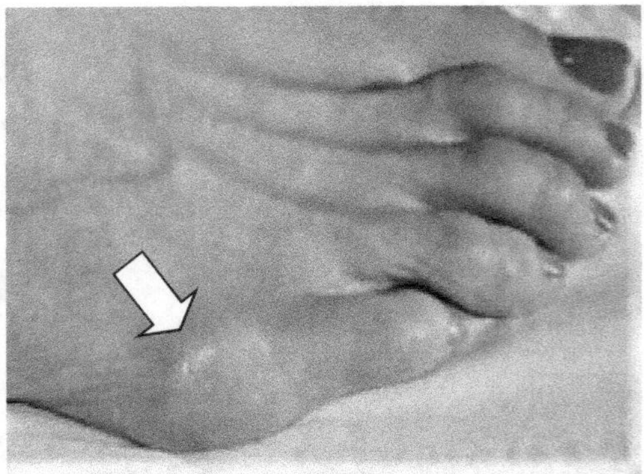

Il existe des avant-pieds qui associent les deux, hallux valgus et quintus varus, ce qui les exposent fortement aux différents conflits pieds chaussés.

Un avant-pied à haut risque
Tout avant-pied qui associe au moins deux facteurs prédisposants évoqués précédemment expose à un risque très élevé de souffrir un jour d'un hallux valgus. Devant ce type de squelette, un spécialiste du pied peut prédire des dizaines d'années à l'avance l'évolution de cet avant-pied ; on peut parler de « podomancie », en particulier pour un pied qui présente un *metatarsus varus** de plus de 12°, un *quintus varus* de plus de 10° et un premier métatarsien court. Si l'on se lance dans de l'anatomie comparative, on s'aperçoit qu'un tel squelette d'avant-pied ressemble étrangement à celui d'une main. En effet, la grande mobilité entre ce qu'on appelle la colonne du pouce et le reste de la main s'explique par deux particularités anatomiques : l'écartement du premier métacarpien par rapport au deuxième et un premier métacarpien plus court que les autres.
Ce type d'avant-pied particulier, a souvent été décrit dans la littérature médicale depuis plus d'un siècle, dénommé : avant-pied atavique, embryonnaire, « Neandertal foot », avant-pied plat, avant-pied triangulaire, etc… selon la période à laquelle se situe son origine, atavique, paléontologique ou embryonnaire, et en fonction des références de chaque auteur. La présence d'une brièveté isolée du premier métatarsien désigne ce qu'on appelle en podologie un pied de type Dudley Morton.
Il faut savoir que ces différents types d'avant-pied se rencontrent relativement souvent dans la population. Les Britanniques estiment sa

prévalence à 48%, en 2005, ce qui semble plutôt excessif. En France, les chirurgiens spécialistes du pied les évaluent entre 5 à 10% des consultants. Leurs caractéristiques anatomiques leur confèrent une largeur excessive (donc un fort volume) mais des qualités manuelles et une grande mobilité des premier et cinquième rayons*. Ce type d'avant-pied bénéficie d'avantages fonctionnels pour la marche nus pieds sur des sols naturels meubles (sable, terre) ou irréguliers (rocher). A contrario, cette faculté fonctionnelle devient un défaut à l'intérieur d'une chaussure trop étroite car les rayons extrêmes profitent de leur mobilité pour « échapper » au pas; ils ne remplissent plus leur rôle porteur du poids du corps à la marche. La charge se concentre alors sur les trois autres rayons c'est-à-dire les trois du milieu qui, avec le temps, vont présenter des signes de souffrance liés à la surcharge quotidienne prolongée.
Se référer à la deuxième partie du livre, pour comprendre les métatarsalgies plantaires sous les têtes médianes et les griffes d'orteils et à la quatrième partie pour le mécanisme d'aggravation de l'hallux valgus.

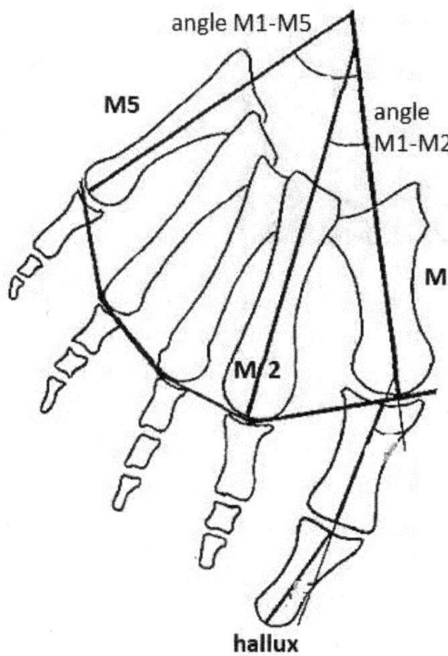

L'exemple ci-dessus montre un avant-pied à haut risque d'hallux valgus pathologique car il cumule plusieurs facteurs favorisants :

- Brièveté relative des 1er et 5e métatarsiens par rapport aux trois autres.
- Premier métatarsien très écarté du 2e (plus de 12° entre M1 et M2)
- Cinquième métatarsien très écarté du 4e (plus de 10° entre M4 et M5)
- Angle d'ouverture de l'avant-pied (M1-M5) d'environ 60° pour une norme entre 20 et 32°.

- Autres causes plus rares d'avant-pied large.
Une origine plus rare « cunéo-métatarsienne ». Une forte inclinaison de l'articulation entre le premier cunéiforme (C1) et la base du premier métatarsien (M1) entraine de fait une plus forte orientation du premier métatarsien en médial*.
Seul un cliché radiographique comme celui représenté ci-dessous permet d'identifier ce facteur prédisposant d'hallux valgus.

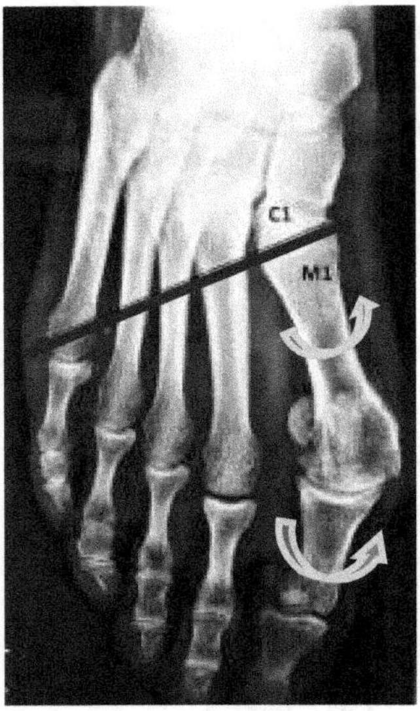

Forte inclinaison de l'axe de l'articulation à la base du premier métatarsien (C1-M1)

Lorsque l'inclinaison articulaire est normale, la droite tracée dans l'axe de l'articulation C1-M1 (gros trait noir sur l'image) coupe le 5e métatarsien en son milieu. Ici l'axe coupe la tête du cinquième donc trop en avant : l'articulation est trop inclinée !

Il existe aussi des causes d'avant-pieds volumineux sans particularités ostéoarticulaires notamment en cas d'obésité, de forte stature, de certaines pathologies endocriniennes… [Voir la 4e partie « Pour en savoir plus »]

Bien connaître les caractéristiques de ses propres pieds représente un préalable indispensable si l'on souhaite vivre en bonne harmonie avec son hallux valgus :

Canon d'orteils

Alignement des têtes métatarsiennes

Grosseur de l'avant-pied en « points de Paris »

III/ Souffrances dues à un hallux valgus

Il convient de rappeler quelques vérités sur les conséquences cliniques et thérapeutiques d'un hallux valgus :

- La plupart des souffrances ne se constatent que dans les pays où l'on vit pieds chaussés à l'occidentale. Le type *Tong* encore porté dans de nombreux pays d'Asie ou *Samara,* sandale africaine, ne pose que très peu de problèmes aux pieds généralement sans rapport avec un éventuel hallux valgus.

- Un hallux valgus finit par entrainer des conséquences fonctionnelles du pied, qui décompensent un jour ou l'autre, parfois très tardivement, après plusieurs décennies. De plus, il peut aggraver certains pieds déjà touchés par une maladie chronique telle qu'un diabète, un rhumatisme inflammatoire, une maladie métabolique, une affection neurologique et autres.
- La douleur n'est pas la seule souffrance à redouter. On rencontre aussi des problèmes cutanés et sous-cutanés, unguéaux, ostéoarticulaires, vasculaires, neurologiques… mais surtout des difficultés de chaussage et des répercussions esthétiques non négligeables.
- Excepté le souci esthétique, il existe des solutions médicales, souvent orthétiques*, à toutes les souffrances engendrées par l'hallux valgus.
- La chaussure bien adaptée à la morphologie de l'avant-pied reste le meilleur traitement préventif comme curatif.
- Toute intervention chirurgicale expose à des complications parfois pires que le mal, non exceptionnelles et souvent difficiles à traiter.

Petite précision : dans cette partie de l'ouvrage, on n'aborde que les motifs de consultation, ce qu'on appelle les « signes fonctionnels » en médecine. Leur traitement ne sera délivré et expliqué que dans la deuxième partie pour les moyens médicaux et dans la troisième pour la chirurgie.

Quel est le mécanisme de la douleur ?

Une douleur, au pied comme ailleurs, implique la participation d'un *nerf* dit sensitif qui transmet un signal douloureux au cerveau. Seuls les tissus innervés peuvent souffrir : peau, tendon, muscle, ligament, capsule articulaire, périoste, os sous chondral (en contact avec le cartilage articulaire), gaine synoviale, paroi d'une bourse* séreuse, entre autres.

Les mécanismes en cause d'un processus douloureux résultent dans la majorité des cas d'un conflit entre l'avant-pied, trop volumineux, et la chaussure, trop étroite, au cours de la marche ou de la course.

Représentation schématique des mécanismes les plus souvent impliqués :

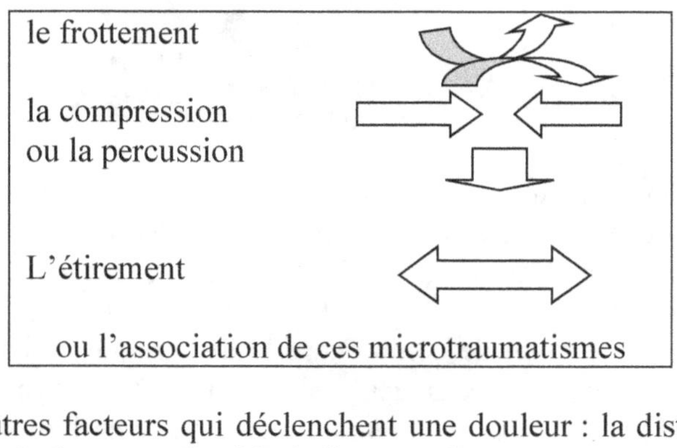

Il existe d'autres facteurs qui déclenchent une douleur : la distension d'une cavité en général par un liquide inflammatoire (œdème), une piqûre, une brûlure, une gelure, une morsure, une maladie articulaire ou osseuse, une anoxie tissulaire voire un infarctus ou une thrombose (artérite*), etc.

Où se localisent les douleurs d'hallux valgus ?

Rappelons qu'un gros orteil dévié latéralement a deux raisons naturelles pour ne pas souffrir :

- le caractère physiologique de l'*hallux abductus* chez l'homme, donc sans symptôme
- et la perte progressive de sa fonction mécanique lors du pas lorsque la déviation devient importante.

En effet, un gros orteil trop dévié finit par devenir un acteur squelettique passif, il échappe au port de poids à la marche, il ne participe plus à la charge du corps en dynamique. Notion logique, utile à connaître et à bien comprendre.

1/ Identifier les douleurs dues à une surcharge mécanique.

Un appareil très simple, appelé *podographe à baudruche*, permet de visualiser le comportement du pied à la marche, en particulier la façon dont le poids du corps, les charges se répartissent sur le squelette du pied.

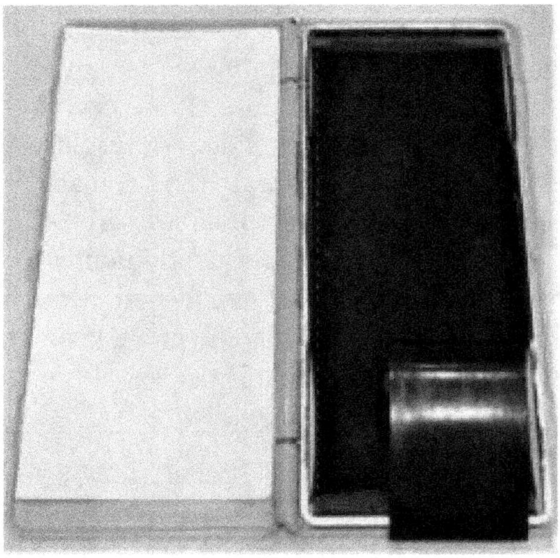

L'appareil comporte une plaque de caoutchouc quadrillé sur lequel on dépose une couche d'encre. On retourne cette plaque sur une feuille de papier vierge et l'on demande au patient de marcher sur cette plaque (côté non encré bien sûr !).

Le résultat obtenu permet de comprendre la dynamique globale du pied et révèle dans la plupart des cas des zones subissant un excès de charges souvent à l'origine des douleurs mais aussi, au contraire, une zone de décharge relative, voire complète, qui permet d'évaluer la dynamique du pas.

En cas de souffrance, il importe de bien analyser l'image obtenue pour établir un diagnostic précis, afin de bien adapter le traitement.
Comme le montre les exemples ci-dessous, le *podogramme** révèle facilement en grande partie la localisation mais aussi la cause mécanique de la douleur.
Les souffrances se localisent en général sur le bord médial du gros orteil, en particulier à sa racine, en regard de la saillie osseuse, mais souvent aussi en plantaire.

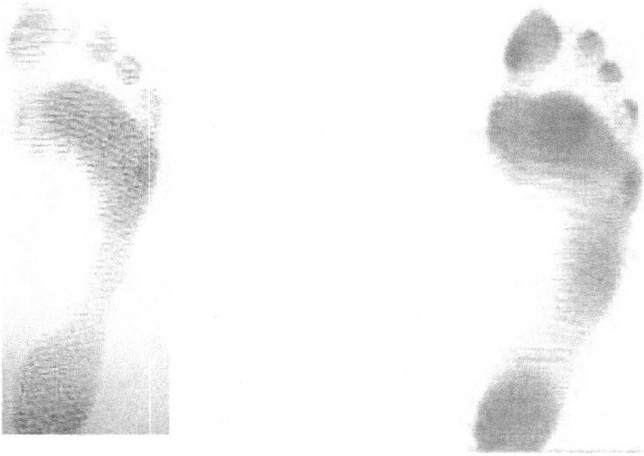

Exemples de résultats, appelés podogrammes, quasi normaux, sans surcharge excessive. [Voir en 4e partie, l'identification du squelette du pied sur un podogramme]

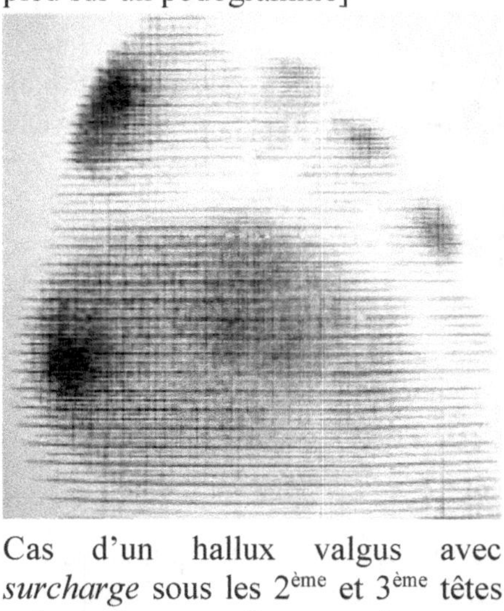

Cas d'un hallux valgus avec *surcharge* sous les 2ème et 3ème têtes métatarsiennes ; fort appui sur le bord médial de la 1ère tête et celle de la 1ère phalange du gros orteil.

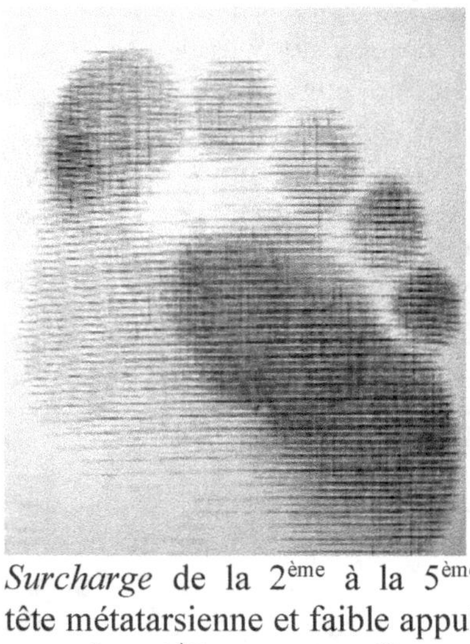

Surcharge de la 2ème à la 5ème tête métatarsienne et faible appui sur la 1ère = *insuffisance fonctionnelle* du premier métatarsien.

2/ Les douleurs projetées sur le premier rayon

Comme nous l'avons déjà évoqué, plusieurs tissus bénéficient de la présence en leur sein d'un nerf dit sensitif qui transmet la douleur au cerveau.

Toute lésion impliquant un de ces nerfs provoque une douleur qui se projette parfois au niveau de l'hallux valgus et complique ainsi l'identification de la source du mal. Il peut s'agir :

- d'une *douleur articulaire* en raison d'une raideur par destruction plus ou moins prononcée du cartilage, d'une mobilité excessive par lésion d'une capsule ou d'un ligament, d'un épanchement, d'une luxation, d'une synovite*, ou autre lésion ;
- d'une *douleur osseuse* : fracture de fatigue*, ostéonécrose*, fracture pathologique, lésion d'un os sésamoïde qui souffre d'une fracture de fatigue, d'une nécrose, d'enthésopathie* et autres plus rares ;
- d'une *douleur des parties molles* : bourse* séreuse, tendon, nerf, capiton graisseux, vaisseau sanguin ou lymphatique, etc.

3/ Les douleurs dues au port de chaussures inadaptées

Cette cause est probablement la plus fréquente et la plus mal identifiée par les médecins en France. Elle justifie un paragraphe particulier.

Quelles sont les souffrances dues au chaussage ?

Une chaussure à tige* trop étroite provoque plusieurs types de douleurs de l'avant-pied regroupées dans la locution « métatarsalgie statique* ». Appellation très mal choisie car le terme métatarsalgie, ou douleur du métatarse, reste peu précis ; « métatarse » désigne aussi bien une région du pied que cinq petits os de l'avant-pied qui peuvent souffrir au niveau de leur tête, de leur diaphyse (milieu), de leur base, à leur face dorsale ou plantaire et à leurs extrémités articulaires. D'autre part, les douleurs apparaissent plus à la marche ou à la course, c'est-à-dire plus au cours d'une activité dynamique qu'en position assise, debout immobile ou « statique ».

Des douleurs ou des lésions de la peau

En raison de l'excroissance osseuse, les parties molles en regard de la première tête métatarsienne peuvent présenter des souffrances dues à un conflit local répété.

La lésion qui en résulte s'exprime sous la forme d'une douleur, d'un durillon, d'un cor, d'une plaie, d'une bursite* sous la peau, d'une inflammation, d'une infection…

Il s'agit le plus souvent d'un frottement excessif lors de la marche avec un avant-pied comprimé dans une chaussure trop serrée au niveau des têtes métatarsiennes. Précisons que la présence d'une couture sur la tige* de chaussure en regard de la zone de frottement n'a aucune incidence pathologique, contrairement à une idée fréquemment répandue ; seul importe le volume de chaussant* disponible, il faut qu'il respecte le volume de l'avant-pied.

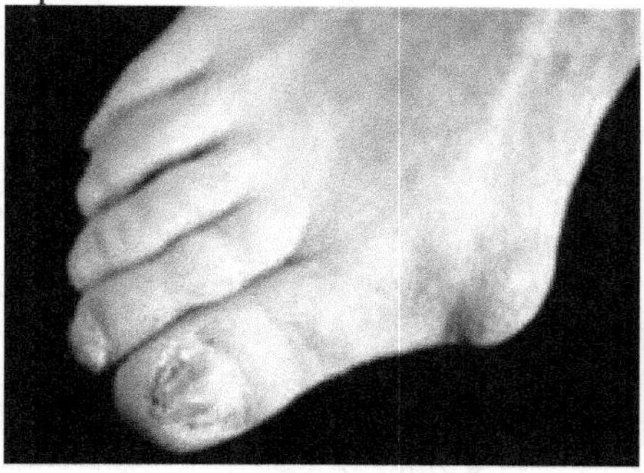

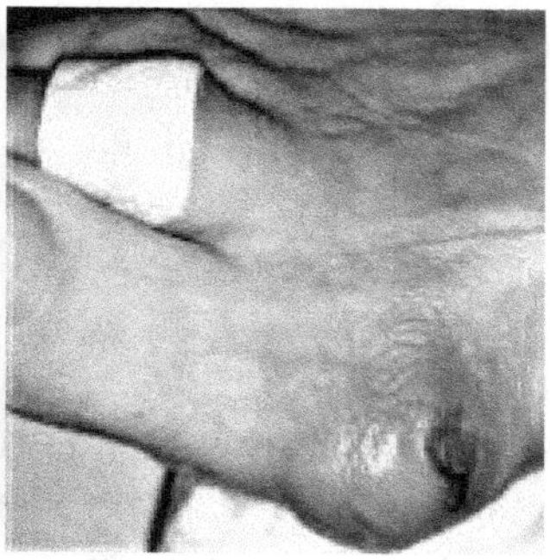

On comprend facilement qu'une telle saillie osseuse de la première tête métatarsienne, comme celles visibles sur les photographies ci-dessus, favorise des lésions de conflit en cas de frottement chronique.

Des métatarsalgies surtout plantaires

Elles s'expliquent par un mauvais fonctionnement de l'avant-pied à la marche, en partie, en raison de la *compression* des têtes métatarsiennes entre elles dans une chaussure trop étroite.

Ce trouble se traduit par des lésions de type bursite* entre l'os et la peau, de syndrome de Morton par compression de petits nerfs sensitifs (rameaux terminaux des gros nerfs sciatiques), d'hypodermite*, de capsulite* et autres. Toutes ces lésions représentent le premier motif de consultation en podologie et leur origine principale reste le port de chaussure inadaptée en volume à l'avant-pied, avec ou sans hallux valgus.

La plupart de ces lésions atteignant les parties molles de l'avant-pied, c'est-à-dire les tissus situés autour des os sont bien mis en évidence par des techniques d'imagerie modernes comme l'échographie, la TDM ou l'IRM. En voici des exemples révélés en IRM :

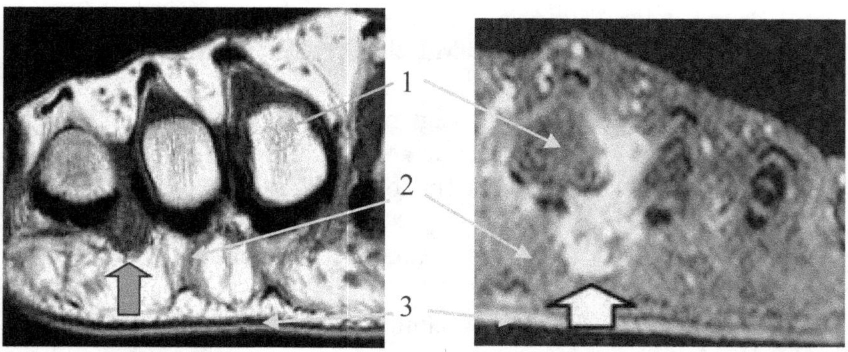

Névrome de Morton — Bursite*, sorte d'hypodermite*

1 = tête métatarsienne ; 2 = Graisse plantaire (capiton) ; 3 = Peau de la plante du pied ; ⬆ = lésion, *névrome* à gauche, *bursite* à droite.

Dans la majorité des cas, il est inutile de recourir à des examens d'imagerie couteux comme la TDM ou l'IRM car l'avant-pied, relativement menu, bénéficie de la seule échographie qui complète suffisamment bien l'examen clinique d'un bon praticien. L'intérêt de ces imageries est de mieux visualiser les lésions et les repères anatomiques pour un éventuel geste chirurgical.

Qu'est-ce que la métatarsalgie plantaire ?
La *bursite* comme le *Morton*, décrits ci-dessus, se situent entre des têtes métatarsiennes et font donc partie de l'entité « métatarsalgie plantaire ». Leur souffrance survient par compression de l'avant-pied dans une chaussure trop étroite. Il existe d'autres lésions, plutôt dues à des excès de pression au niveau des *têtes* métatarsiennes et qui se traduisent essentiellement par des douleurs plantaires. On préfère alors parler de syndrome *capitométatarsien* qui reste certainement le plus fréquent mais le plus mal connu.

*La bursite**
Lorsque les têtes métatarsiennes sont soumises à des compressions répétées, en particulier lors d'une marche dans des chaussures trop étroites, la *bourse* dite intercapitométatarsienne s'irrite et se remplit de liquide. Il ne s'agit pas d'une bursite au sens médical du terme, car non inflammatoire, mais plutôt d'un épanchement mécanique ; on parle de *bursopathie*. Deux mécanismes douloureux s'associent : la compression de petits nerfs sensitifs par le gonflement de la bourse et la distension de sa membrane.
Il suffit de porter des chaussures adaptées en volume à l'avant-pied pour obtenir un dégonflement rapide de la bourse et une disparition des symptômes.

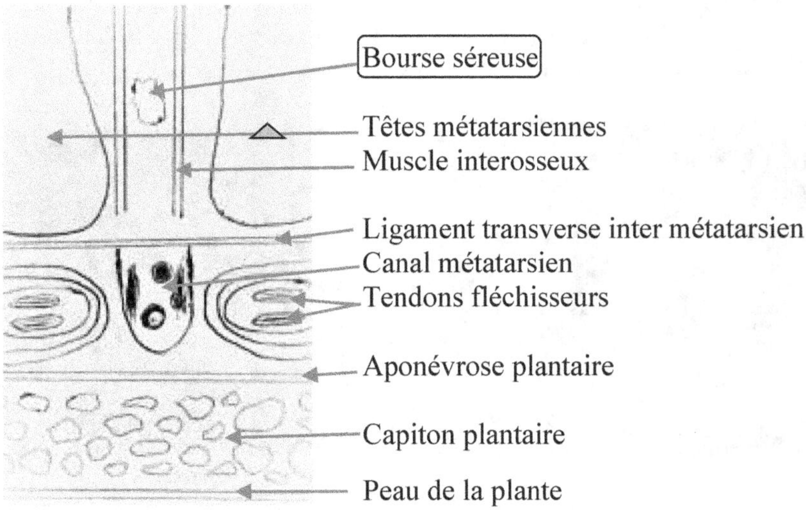

La percussion répétée de la bourse entre deux têtes métatarsiennes entraine son irritation et son remplissage de liquide ; elle joue un rôle d'amortisseur.

Le Morton

La douleur plantaire succède à la contrainte imposée au nerf plantaire situé dans une sorte de loge anatomique peu extensive. Lorsque la bourse gonfle, elle comprime cette loge et le tissu le plus sensible, le nerf sensitif, souffre par compression. La douleur plantaire survient à la marche, pied chaussé dans une chaussure trop étroite au niveau du métatarse, après un certain périmètre de marche variable et évolutif (1 à 2 kilomètres, puis 500 mètres puis 300 m...). La douleur très intense, porte au cœur et oblige à s'arrêter net, se déchausser et se masser l'avant-pied en mobilisant les orteils vers la plante. La marche peut reprendre après quelques minutes de massage.
Ici encore, avant tout acte invasif, infiltration voire exérèse (amputation) chirurgicale, il convient d'adapter le chaussage afin d'obtenir une amélioration voire une guérison. En effet, dans un premier temps il s'agit d'un simple syndrome de Morton. S'il se répète souvent et longtemps, il peut se transformer en véritable *névrome* de Morton, c'est-à-dire en une tumeur inflammatoire sur le nerf, très invalidante. Dans ce cas, une infiltration peut se justifier sous contrôle d'une échographie pour bien injecter quelques gouttes de cortisone près du nerf. Bien sûr, ce traitement doit s'accompagner du changement des chaussures habituelles car même un geste chirurgical sur le nerf ne suffit pas à supprimer toute souffrance dans le cas d'un hallux valgus associé. Une lésion identique peut survenir dans un ou plusieurs autres espaces entre des têtes métatarsiennes voisines ou toucher une autre structure comme l'artère digitale ou un petit muscle.

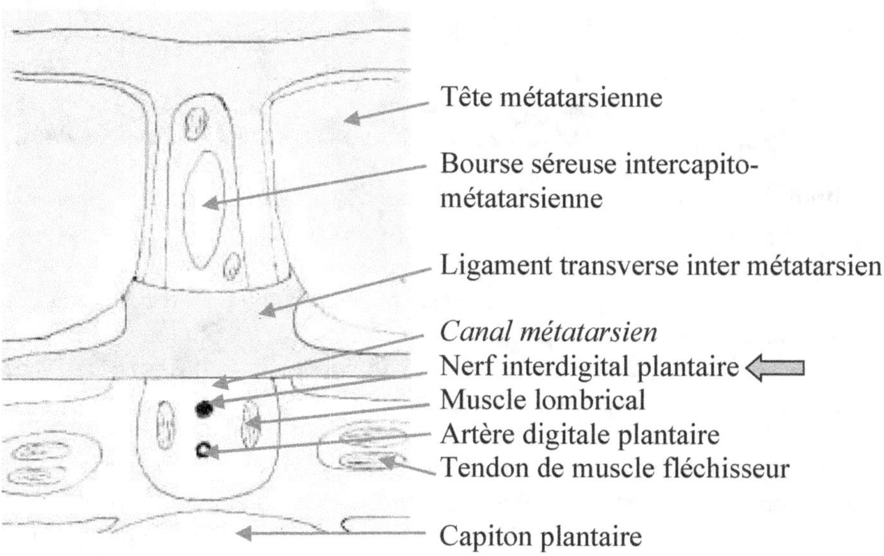

Le syndrome capitométatarsien
Cette métatarsalgie plantaire* reste la moins connue bien que la plus fréquente en cas d'hallux valgus. Il s'agit d'un trouble mécanique qui modifie la répartition des charges sur chaque tête métatarsienne.
Sur le plan clinique, ce syndrome débute de façons différentes par un simple durillon sous la tête en surcharge, une griffe de l'orteil correspondant, une douleur plantaire à la marche ou par une association de ces symptômes. Le podogramme en permet la visualisation directe :

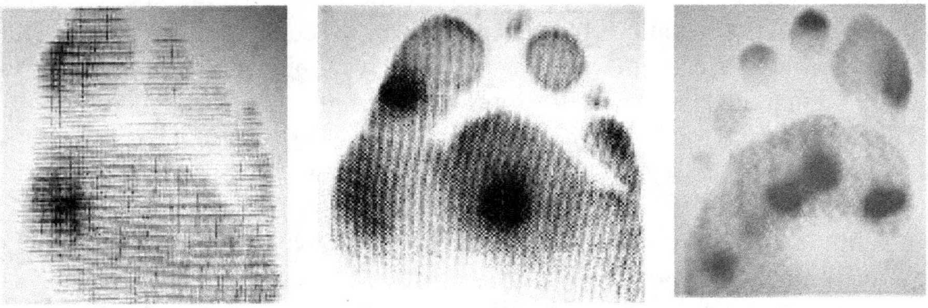

La surcharge peut toucher une ou plusieurs têtes métatarsiennes

L'imagerie moderne, comme l'échographie ou l'IRM, permet une visualisation plus anatomique des lésions :

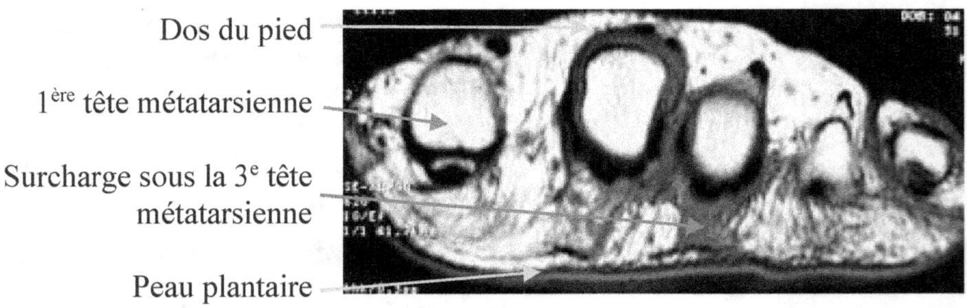

La surcharge génère un œdème localisé, réactionnel, au sein de l'« amortisseur » graisseux naturel, du capiton plantaire.
La zone sombre sous la tête correspond à une « cellulite », sorte d'« inflammation » des cellules de graisse, par réaction à un excès de charge.
Le traitement passe encore par un bon chaussage adapté en volume et souvent associé à une orthèse plantaire, en n'oubliant pas que ce type d'appareillage occupe une place non négligeable dans la chaussure.

La douleur est-elle inéluctable en cas d'hallux valgus ?
Certainement pas ! Nous avons évoqué les nombreuses causes de souffrance en cas d'hallux valgus mais l'expérience en milieu gériatrique permet

d'affirmer qu'une majorité de patient ne souffre jamais de leur déviation du gros orteil.
Le bon chaussage quotidien depuis l'adolescence joue un rôle primordial dans la prévention de la douleur comme dans l'aggravation de la déviation. Il n'est jamais trop tard tant que le volume de l'avant-pied reste compatible avec des chaussures du commerce. Au-delà, un choix s'impose soit le port de chaussures sur mesure, « orthopédique » ou plutôt « thérapeutique », soit la chirurgie. Il s'agit d'un choix purement personnel sans obligation ou justification médicale.

Existe-t-il d'autres causes de douleur en dehors de la chaussure ?
Oui, mais elles sont moins fréquentes souvent liées au mauvais fonctionnement mécanique du gros orteil en raison de sa déviation excessive. Ces autres causes de souffrance se localisent surtout autour de la racine du gros orteil, au niveau de l'articulation métatarso-phalangienne (MTP), entre la tête du premier métatarsien (M1) et la base de la phalange proximale (P1). Toutes les structures composant cette articulation peuvent souffrir. [Voir les structures articulaires illustrées au paragraphe « hyperlaxité »].

- *La distension capsulaire*
L'accentuation rapide de la déviation de l'hallux vers les petits orteils entraîne l'étirement d'un ligament qui relie les deux os. La douleur survient par poussées, ne dure que quelques jours et ressemble à celle d'une entorse. Elle peut être soulagée efficacement par un bandage redressant le gros orteil, par « strapping », associé à un glaçage bref, pendant 10 à 15 minutes, et répété toutes les heures voire la prise d'un calmant par la bouche.

- *La souffrance cartilagineuse*
Un petit nombre d'hallux valgus se complique d'arthrose* lors de l'évolution. La douleur siège surtout à la face dorsale de l'articulation et plutôt dans sa partie latérale*, celle qui subit le maximum de contraintes mécaniques conformément à la déviation.

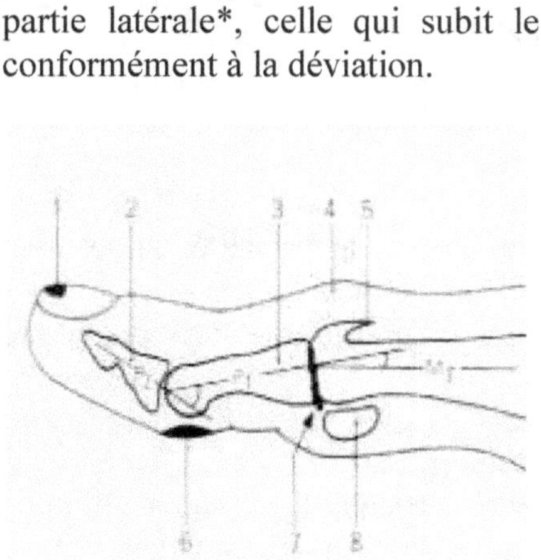

Arthrose évoluée de la 1ère MTP
1 cor sous l'ongle
2 phalange distale de l'hallux
3 phalange proximale
4 bursite* sous la peau
5 ostéophyte dorsal
6 cor ou durillon
7 pincement articulaire
8 sésamoïde

En revanche, on retrouve souvent dans les antécédents un traumatisme (entorse, fracture, luxation) ou une intervention chirurgicale sur l'articulation. Le premier signe est une perte de flexion vers le haut du gros orteil en comparaison avec le côté opposé. Une sorte de couronne osseuse apparaît progressivement en imagerie, due à des *ostéophytes** ou *becs de perroquet.*
Pour visualiser l'usure ou la perte de cartilage dans une articulation, le meilleur examen s'appelle « arthroTDM » ou arthroscanner, comme ci-dessous sur une coupe articulaire de profil :

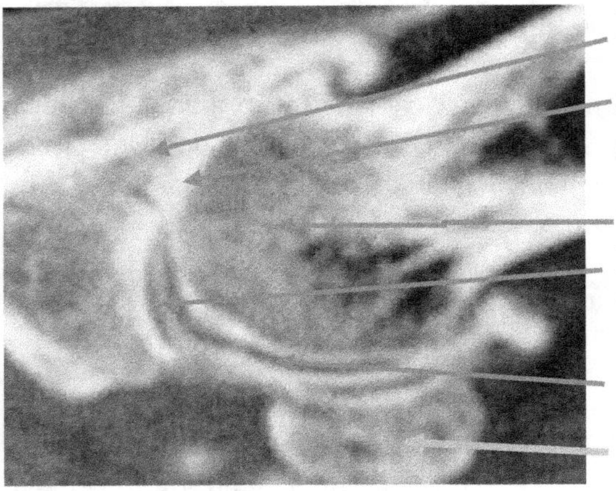

Base de la 1ère phalange

Zone sans cartilage = arthrose articulaire dorsale

Tête du 1er métatarsien
Produit de contraste injecté (bande blanche)

Cartilage (bande noire)

Os sésamoïde

L'arthroTDM consiste à injecter dans l'articulation malade un produit de contraste, opaque aux rayons X, et de faire des images en coupe. La présence d'un liseré sombre entre le produit de contraste et l'os confirme la présence d'un cartilage. Si le produit de contraste et l'os se touche cela signifie la disparition complète du cartilage articulaire donc une arthrose évoluée.

- *La synovite**

Une inflammation ou une lésion de la membrane synoviale, bien visible en échographie, impose un bilan complet en imagerie et en biologie à la recherche d'un rhumatisme inflammatoire, métabolique ou d'une tumeur.

- *Les douleurs projetées et les associations*

Douleur et hallux valgus n'ont pas toujours un lien de causalité. Un examen minutieux permet de trouver d'autres sources de douleurs :
- une lésion d'un des deux os sésamoïdes, victime d'une luxation, d'une fissuration, d'une fracture voire d'une nécrose.
- Les os métatarsiens présentent des pathologies comme tous les autres os du corps : fracture de fatigue*, nécrose, tumeur, etc.
- Plusieurs tendons s'insèrent dans la zone articulaire et une pathologie tendineuse peut s'avérer douloureuse : tendinite (inflammation par le frottement répété), enthésopathie*, fissuration, luxation...

- Enfin, différentes lésions nerveuses peuvent se manifester sur le gros orteil. Il existe plusieurs petits nerfs, en particulier ceux qui donnent la sensibilité de la pulpe du gros orteil et qui peuvent être comprimés ou étirés en cas d'hallux valgus. Un avant-pied volumineux enfermé dans une chaussure trop étroite favorise la compression de tous ces petits nerfs. Nous avons évoqué précédemment le syndrome voire le névrome de Morton qui concerne les nerfs situés entre les têtes métatarsiennes.

Comment reconnait-on une douleur de sésamoïde ?

L'évolution de l'hallux valgus provoque une luxation de la première tête métatarsienne sur le bord médial* ce qui aboutit à un appui excessif sur un seul des deux sésamoïdes, en l'occurrence le médial. Bien que ce petit os soit le plus résistant du squelette, le dernier qui reste visible après une décomposition naturelle, il finit par souffrir d'une fracture de fatigue* voire d'une ostéonécrose*.

La lésion d'un sésamoïde se traduit par une douleur plantaire localisée sous la première tête (M1) à la marche ou à la pression directe. Il s'y associe parfois un léger gonflement inhabituel et une rougeur.

Prise à tort pour une douleur d'hallux valgus, elle peut conduire à une intervention chirurgicale non justifiée et souvent non indispensable. En effet, quelle que soit la lésion de l'os sésamoïde, la guérison arrive généralement dans les six mois après un traitement médical bien conduit.

Sur le plan thérapeutique, le port d'une chaussure à semelle souple à l'avant et une orthèse plantaire adaptée suffisent à soulager et favoriser la guérison.

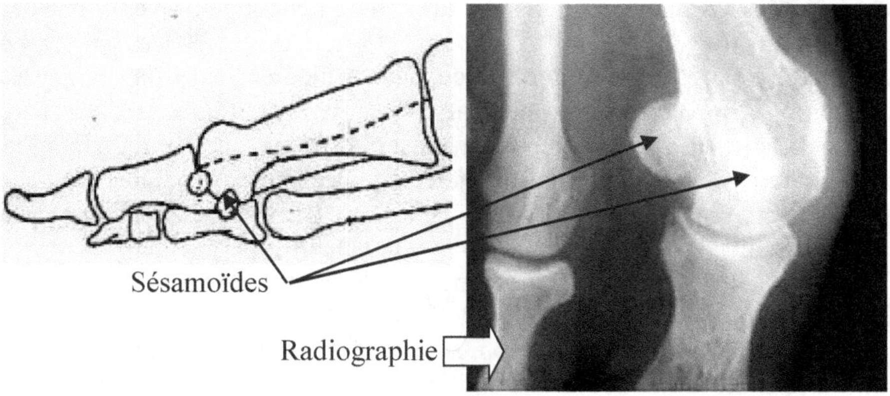

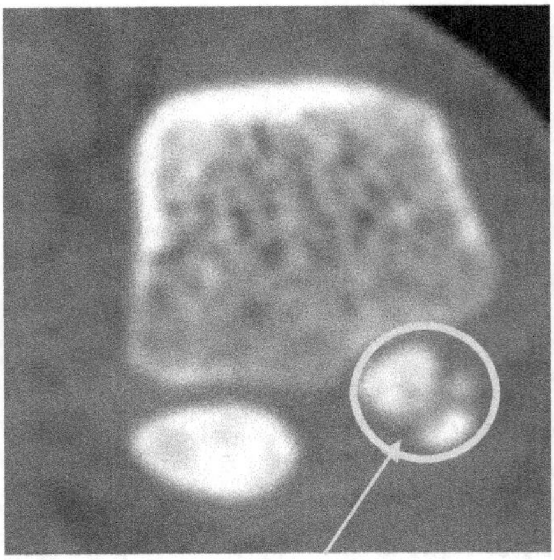

Fracture du sésamoïde en coupe frontale par TDM

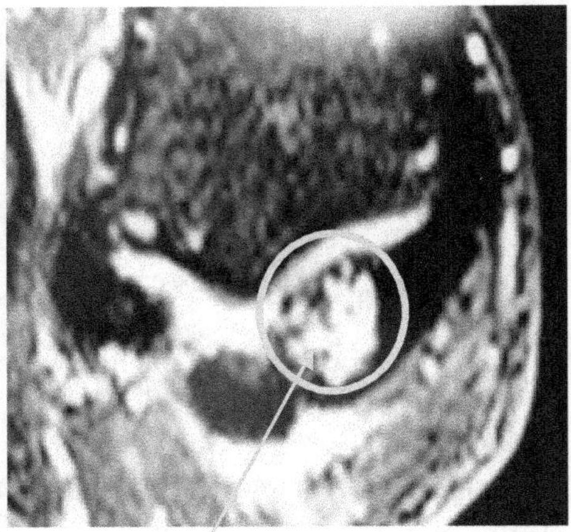

Ostéonécrose d'un sésamoïde en coupe IRM (devrait être noir)

Après consolidation d'une ostéonécrose* peut apparaître une arthrose* entre ce sésamoïde et la face plantaire de la première tête métatarsienne.

Qu'est-ce qu'une fracture de fatigue* ?

Contrairement à ce qu'évoque le nom, il ne s'agit pas d'un traumatisme mais d'une lésion mécanique. Nous avons déjà évoqué les conséquences de l'hallux valgus sur la répartition des charges sur l'avant-pied. Lorsqu'un métatarsien se trouve soumis à un excès de charge, qui atteint sa limite de tolérance, l'os vivant modifie sa structure intime pour se renforcer et résister à la fracture.

La maladie débute par une douleur de l'avant-pied surtout à la marche et dominant à la face *dorsale* du métatarse. Parfois ressentie de façon diffuse mal localisable, elle peut se situer sur un seul os du métatarse. La palpation systématique du dos de chaque métatarsien déclenche alors une douleur exquise à un point précis, siège de la lésion. Il existe souvent un léger œdème à ce niveau, perçu en palpation par une main expérimentée.

La douleur, sorte d'alarme naturelle, permet de limiter les excès mécaniques qui risquent de provoquer une véritable fracture.

Une évolution défavorable s'observe surtout chez les sportifs qui continuent leur pratique malgré la douleur lorsqu'on leur annonce que tous les examens d'imagerie restent normaux pendant plusieurs semaines.

La meilleure technique de diagnostic, la plus performante dès l'apparition de la douleur, reste sans conteste l'échographie qui révèle quelques anomalies précoces. Les signes radiographiques discrets tels que ceux visibles ci-dessous apparaissent en général qu'après au moins six semaines d'évolution. Dans 50% des cas, aucun signe n'apparait aux rayons X.

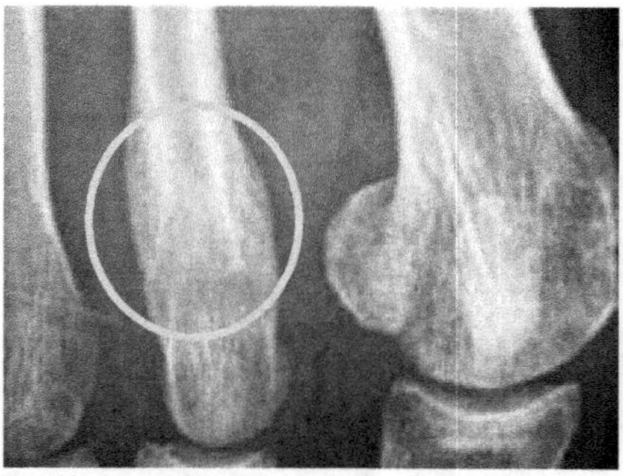

Hallux valgus avec fracture de fatigue du col du 2e métatarsien ; épaississement des bords de l'os.

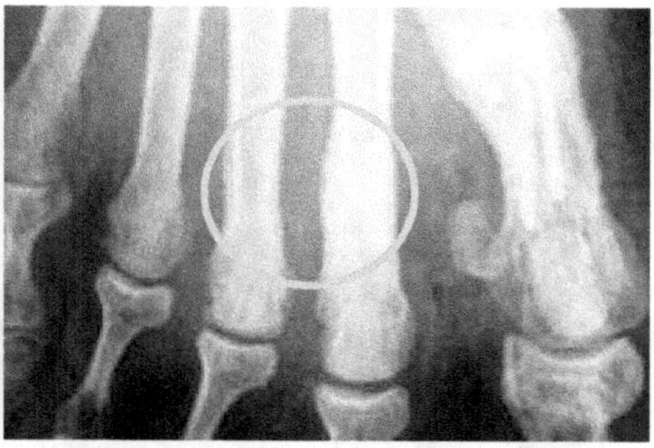

Fracture de fatigue des 2e et 3e métatarsiens pendant la période post-opératoire d'un hallux valgus.

La fracture de fatigue guérit sans séquelle en trois à six mois à condition de limiter les déplacements prolongés et le piétinement ; le port de chaussures amples à l'avant diminue voire évite la douleur.

Pourquoi l'oignon me fait-il mal que certains jours ?

En cas d'hallux valgus *secondaire**, la douleur varie en fonction de l'évolution de la maladie causale. Il peut s'agir d'une poussée inflammatoire en cas de rhumatisme ou de trouble métabolique (goutte, diabète), d'une affection neurologique débutante, ou à une cause mécanique surajoutée.

Pour un hallux valgus *primitif**, la douleur succède à plusieurs causes différentes mais habituellement d'origine mécanique :

- une modification du chaussage laissant moins de volume libre dans la zone métatarsienne,
- une évolution négative de la déformation qui augmente de volume,
- une complication locale source d'œdème voire d'inflammation…

En résumé, tout ce qui provoque une augmentation de la compression de l'avant-pied.

Pour mieux identifier la cause, il faut essayer de ne porter pendant 2 à 3 jours que des chaussures très volumineuses à l'avant, voire des tongs (choix idéal si possible). En cas de persistance des douleurs, une consultation médicale se justifie.

Pour quelle raison mon oignon est-il devenu très volumineux ?

Le frottement répété entre l'avant-pied et une tige* trop étroite a probablement déclenché une lésion sous cutanée de type bursite* ou une petite ostéonécrose* de la première tête métatarsienne dans la zone de conflit ; une douleur s'y associe volontiers.

Il est souhaitable de consulter son médecin pour une prescription d'imageries, radiographie et échographie, afin de préciser le diagnostic et d'adapter le meilleur traitement.

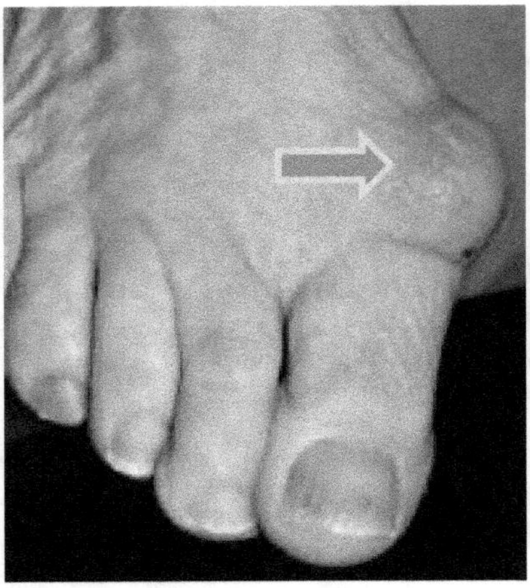
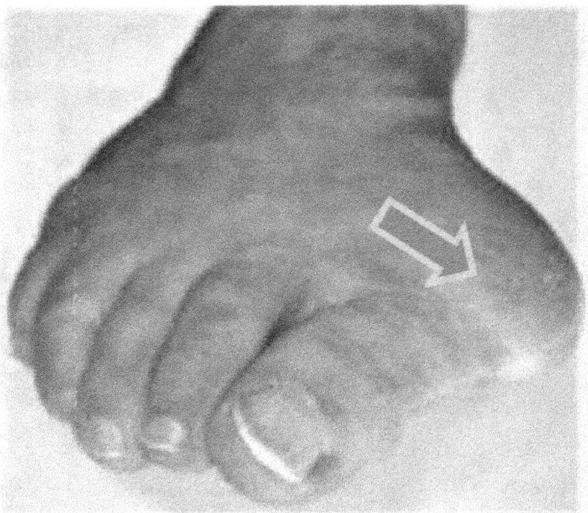

Bursite* par création d'une poche liquidienne « d'amortissement », conséquence d'un frottement répété en regard de la saillie osseuse.
Ce gonflement justifie une imagerie à la recherche d'une lésion osseuse de la tête métatarsienne à type de petite ostéonécrose*, petit infarctus osseux, bien visible en radiographie :

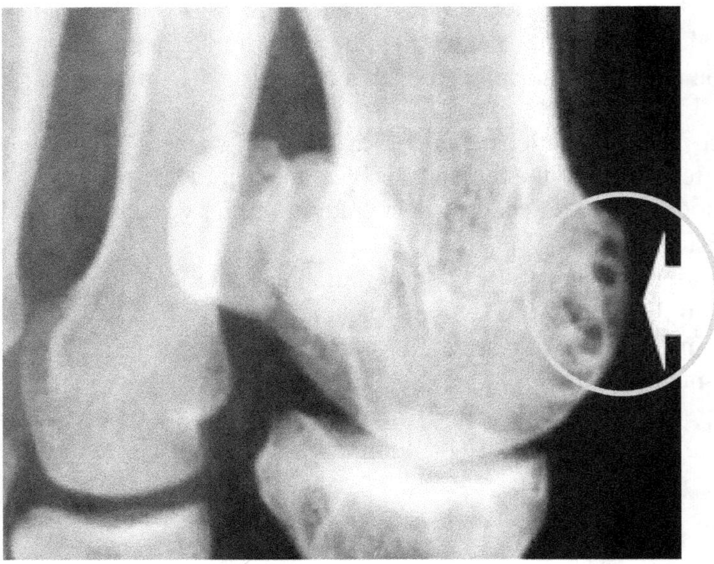

Les zones sombres sur le bord de la première tête métatarsienne (M1) correspondent à des petits infarctus osseux créés par les frottements répétés, à chaque pas, entre la saillie osseuse de l'hallux et la tige* d'une chaussure.
La première tête métatarsienne, comme tout os du corps, a la capacité de réparer les petites nécroses* apparues dans cette zone de frottement. Mais, à chaque reconstitution osseuse, la saillie osseuse grossit et finit par former ce qu'on appelle un « oignon* ».

L'hallux valgus est-il une sorte d'arthrose ?

Non. L'arthrose est habituellement une maladie du cartilage articulaire, due à une usure par excès de sollicitation, par vieillissement ou par destruction traumatique.

Dans cette maladie dite dégénérative, l'articulation perd progressivement du cartilage provoquant des douleurs mécaniques, en particulier lors de mouvements articulaires, et plus tard dans l'évolution, une raideur. [Voir coupe d'arthroTDM page 36]

L'hallux valgus, même évolué, s'associe dans moins de 5% des cas à une véritable arthrose. En général, la déviation évite l'arthrose de la première articulation MTP, en modifiant fortement les contraintes mécaniques.

Dans le cas relativement rare d'hallux valgus arthrosique, l'usure du cartilage siège soit dans la partie latérale* de l'articulation, la plus compressée en raison de la déviation, soit entre la tête du premier métatarsien et l'un des sésamoïdes.

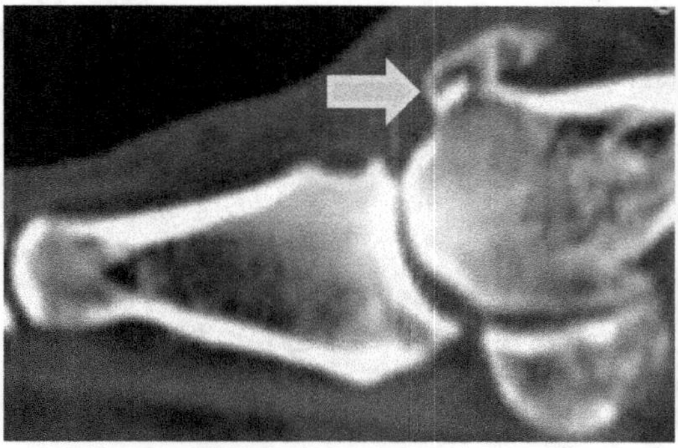

Coupe TDM de M1-P1 de profil
L'arthrose de la 1ère articulation MTP avec un bec de perroquet dorsal de la première tête métatarsienne.

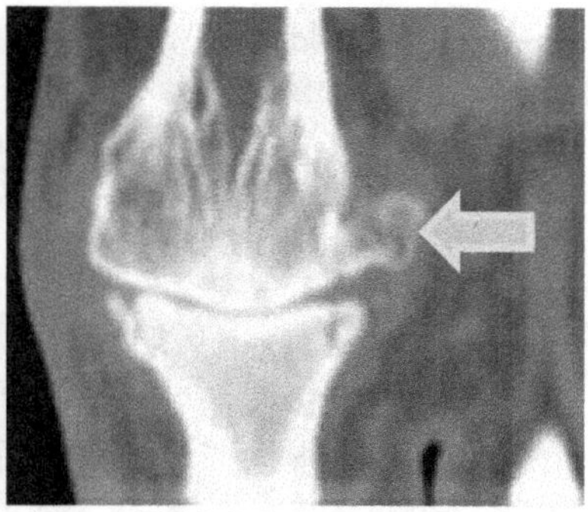

Coupe TDM de M1-P1 de face
Bec de perroquet latéral de la première tête métatarsienne.

En revanche, le risque d'une arthrose après une intervention chirurgicale pour hallux valgus augmente fortement ; il se transforme après quelques mois ou années en *hallux rigidus**, identique à la description précédente.

Mon hallux valgus me fait mal et devient moins mobile ; pourquoi ?

Eliminer une complication de la première articulation MTP :

- une *hydarthrose** c'est-à-dire une production exagérée de liquide synovial d'origine mécanique ou traumatique,
- une arthrose débutante,
- voire une poussée d'arthrite* (synovite*, calcification, érosion osseuse).

La mise en évidence d'un déficit de mobilité du gros orteil douloureux par rapport au côté opposé justifie une consultation médicale pour rechercher la cause exacte et adapter le traitement médical.

Je n'aime pas mes pieds. Peut-on agir sur son aspect esthétique ?
La déviation de l'hallux vers les petits orteils s'associe à une déviation médiale* du premier métatarsien ce qui provoque une saillie de plus en plus visible de sa tête. Dans de nombreux cas, le 5e rayon présente une déformation symétrique responsable d'une saillie de la 5e tête métatarsienne sur le bord latéral* du pied. La double bosse donne au pied un aspect particulier avec un talon souvent fin et un avant-pied large, volumineux, anguleux et donc peu esthétique. A l'aspect inesthétique s'ajoute souvent une grande difficulté pour trouver une chaussure à son pied.
Bien évidemment, seule une intervention orthopédique peut améliorer l'aspect morphologique de l'avant-pied. Cependant, toute intervention chirurgicale sur un pied expose à des complications mécaniques post-opératoires spécifiques, en plus des risques de toute chirurgie que nous détaillerons dans la troisième partie. Pour ces raisons, l'expérience conseille fortement d'éviter toute chirurgie du pied à visée purement esthétique.
Le risque non négligeable d'échec fonctionnel et de complications invalidantes impose de n'opérer qu'un avant-pied symptomatique très gênant, uniquement après l'échec d'un traitement médical bien conduit. Le recours à la chirurgie se justifie généralement en cas de douleurs métatarsiennes chroniques, de volume d'avant-pied incompatible avec le chaussant* des souliers industriels, de maladie articulaire, et pour quelques autres causes plus rares.

Pourquoi ma peau devient-elle rouge en regard de l'oignon ?
La rougeur objective un frottement répété entre la tête saillante du premier métatarsien et la tige* trop étroite d'une chaussure.

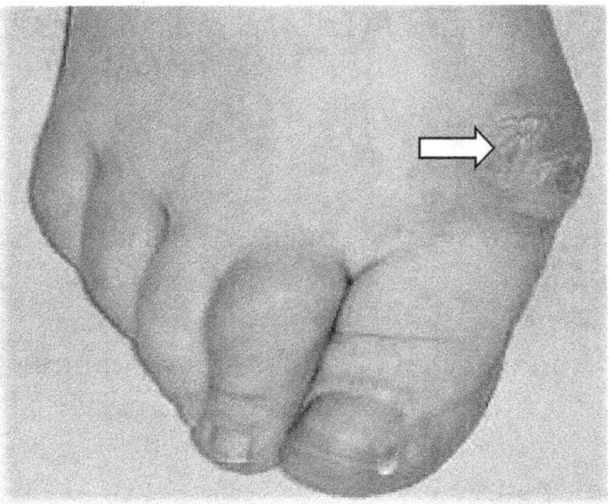

La photographie ci-dessus montre une rougeur, ou *érythème**, correspondant à une brûlure du premier degré par frottement, soit l'équivalent d'un coup de soleil au niveau de la peau. Cependant, la peau devient plus fragile à ce niveau et peut se rompre générant une plaie en cas de frottement persistant.

Une plaie est apparue ; pourquoi ?
En cas de frottement plus intense ou prolongé lors de marches dans des chaussures trop étroites, la lésion de la peau évolue vers une brûlure du deuxième degré. Une ampoule ou *phlyctène* se forme, caractéristique de ce type de brûlure.
La rupture de l'ampoule transforme la lésion en en plaie. Survient alors un risque d'infection, préoccupant surtout en cas de diabète, d'artérite* ou de fragilité trophique c'est-à-dire en cas de maladie responsable d'une peau de mauvaise qualité, mal irriguée et/ou mal innervée. L'évolution risque de s'orienter vers une véritable ulcération, une **fistule*** voire une gangrène.

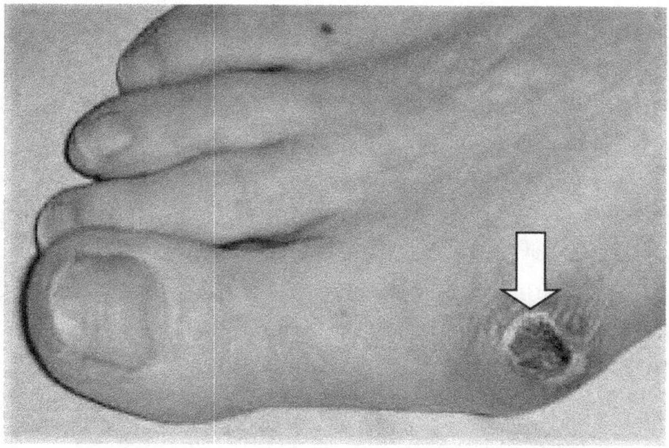

Phlyctène ouverte signant une brûlure du 2e degré.

Les lésions décrites précédemment succèdent à la prise en sandwich de la peau entre l'os et la tige* de la chaussure. La peau s'enflamme de façon mécanique, en raison du frottement répété qui s'exprime aussi par une douleur locale à type d'échauffement ou de brûlure. [Voir la 2e partie pour les traitements]

Pourquoi mon pied ne rentre plus dans mes chaussures habituelles ?
Il existe plusieurs explications qui toutes aboutissent à une augmentation de volume de l'avant-pied incompatible avec le chaussage habituel.

Toutes les causes ont déjà été évoquées précédemment :
- une excroissance osseuse sur la face médiale* de la 1ère tête métatarsienne par frottement chronique responsable d'une forte exostose ou « oignon* »
- une *bursite** entre l'os et la peau, sorte d'ampoule amortissante créée sous la peau par réaction au frottement répété
- une augmentation progressive de l'angle de *metatarsus varus** qui projette la première tête métatarsienne en médial*, augmentant ainsi la largeur et le volume de l'avant-pied

- un *épanchement* dans les articulations MTP des 2e, 3e et 4e rayons*, responsable d'une augmentation de volume de l'avant-pied pouvant être confirmé par une simple échographie
- d'autres causes plus rares existent, comme une arthrose* secondaire, une poussée de maladie inflammatoire ou métabolique, une tumeur, etc.

J'ai l'impression que mon pied gonfle ; est-ce dû à l'hallux valgus ?
Le gonflement survient lors de l'apparition d'un œdème ou d'une inflammation et l'hallux valgus ne représente pas toujours la cause directe de ce phénomène.
En revanche, il favorise la survenue de pathologies s'accompagnant d'œdème comme
- une fracture de fatigue* des 2e et 3e métatarsiens ;
- une bursite* intercapitométatarsienne ;
- une hypodermite*, sorte d'œdème du capiton plantaire amortisseur ;
- une lésion d'un tendon ; et autres causes plus rares.
Un aspect local associant douleur, rougeur, œdème et chaleur doit impérativement faire évoquer une maladie inflammatoire qu'il faut confirmer par une analyse biologique, une exploration échographique et/ou en imagerie (radiographie, TDM ou IRM) selon la lésion évoquée.
La recherche d'une cause s'impose : une hydarthrose*, un rhumatisme comme la polyarthrite rhumatoïde, la spondylarthrite, le rhumatisme psoriasique, la goutte, la chondrocalcinose*, et autres maladies inflammatoires, métaboliques ou microcristallines* (exemple de la radiographie ci-dessous).

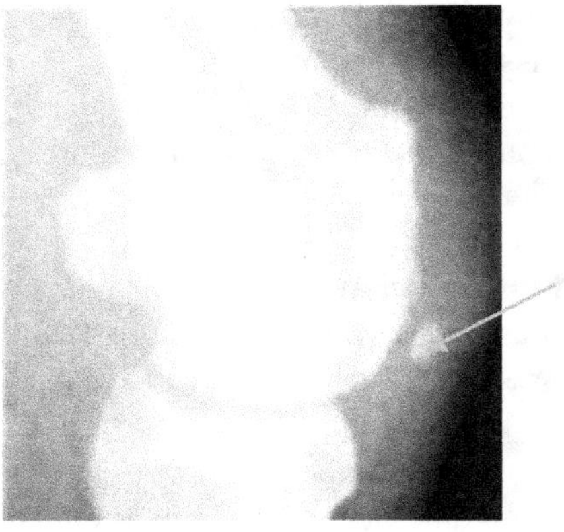

Présence d'une *calcification* en regard de la 1ère tête métatarsienne augmentant la largeur de l'avant-pied et favorisant le frottement local.

Une maladie inflammatoire provoque plusieurs pathologies en « ite » : arthrite, bursite*, capsulite, cellulite, ligamentite, enthésite*, ostéite, synovite*, tendinite, ténosynovite*, hypodermite*, chondrite, ostéochondrite…

Mon ongle du gros orteil se déforme. Y a-t-il un lien avec l'hallux valgus?

Si la déformation ne touche que l'ongle de l'hallux, il s'agit fort probablement d'une *onychodystrophie** c'est-à-dire un trouble de la trophicité de l'ongle. Le fonctionnement anormal du gros orteil lors du déroulé du pas perturbe la croissance de l'ongle soit en longueur soit en épaisseur. Il prend un aspect anormal et augmente d'épaisseur de façon non uniforme assez caractéristique de microtraumatismes répétés.

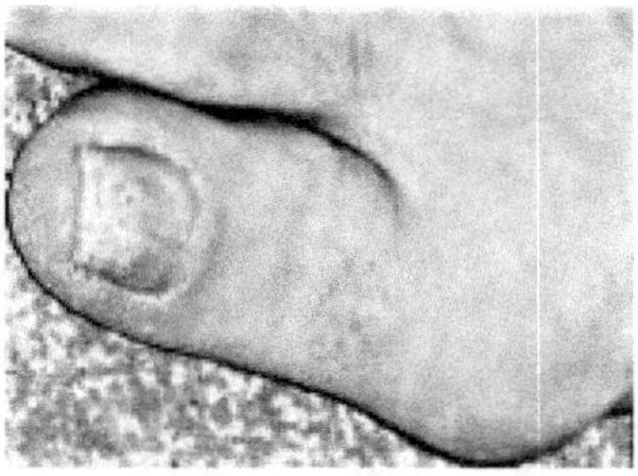

L'apparition de taches blanches ou *leuconychies.*

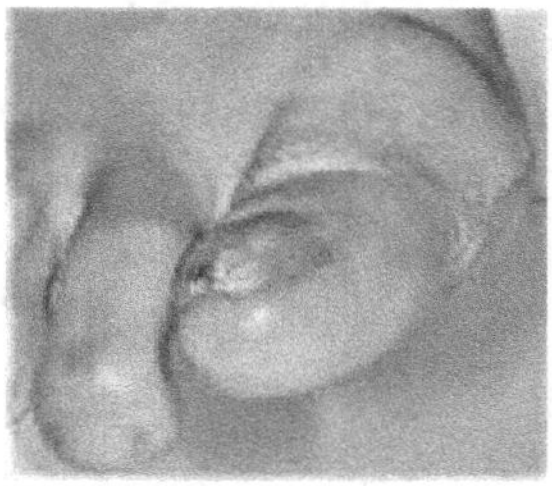

Onychodystrophie : autre perturbation de la matrice.

Il ne s'agit en aucun cas d'un champignon ou mycose*, surtout si la lésion ne touche aucun autre ongle et qu'il n'y a pas de signe associé autour de l'ongle comme une rougeur, un gonflement, une desquamation, une infection… De même, il importe de bien rechercher et confirmer qu'il n'existe pas un de ces signes dans les plis entre les orteils. L'onychodystrophie* est quasi constante dans l'hallux valgus vrai.

J'ai l'impression que mon 2e orteil a tendance à se mettre en griffe ; est-ce normal ?

Au cours de l'évolution dans le temps, le 1er rayon très mobile participe de moins en moins au déroulé du pas. [Voir en 4e partie, le cercle vicieux d'auto-aggravation] Moins le gros orteil participe à la mécanique de la marche, plus la charge se reporte sur le 2ème rayon. Pour diminuer la concentration de la pression sous la 2e tête métatarsienne, le 2e orteil se met naturellement à travailler en griffe provoquant une ascension dynamique de la 2e tête métatarsienne à chaque pas et donc une diminution de la charge à son niveau.

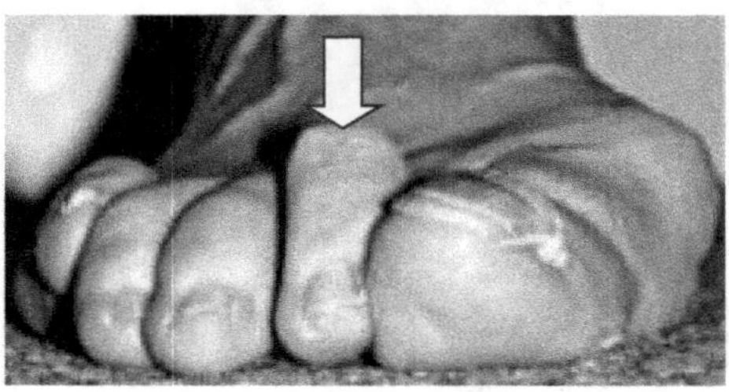

Dans l'exemple ci-dessus, la *griffe* en « marteau » du 2e orteil survient suite à une décharge fonctionnelle, un manque d'appui progressif, du gros orteil. La griffe du 2e orteil se traduit par une surélévation de l'articulation entre les phalanges ce qui aggrave la difficulté de chaussage.
La tige* de la chaussure doit être suffisamment haute pour éviter le frottement sur la peau en regard de cette articulation et favoriser l'apparition de certaines complications : cor, douleur, ulcération ou infection.
Un 2ème orteil en marteau se rencontre souvent associé à l'hallux valgus au cours de son évolution, ce qui complique le problème de chaussage.

Mon médecin me dit que je souffre d'une *métatarsalgie plantaire*. Qu'est-ce que c'est ? Pourquoi ? Comment calmer cette douleur ?
Le terme métatarsalgie a déjà été évoqué plusieurs fois notamment voir « métatarsalgie statique* ». Cette souffrance mécanique est directement associée à l'explication précédente. La mauvaise répartition des pressions sous l'avant-pied, par disfonctionnement du gros orteil, finit par entrainer des surcharges plantaires trop localisées qui deviennent douloureuses.

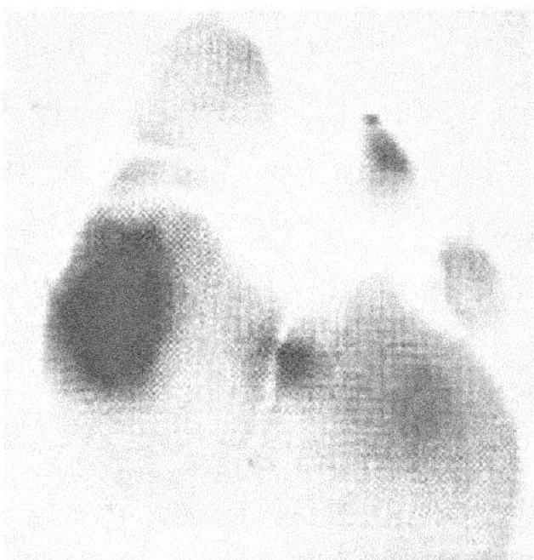
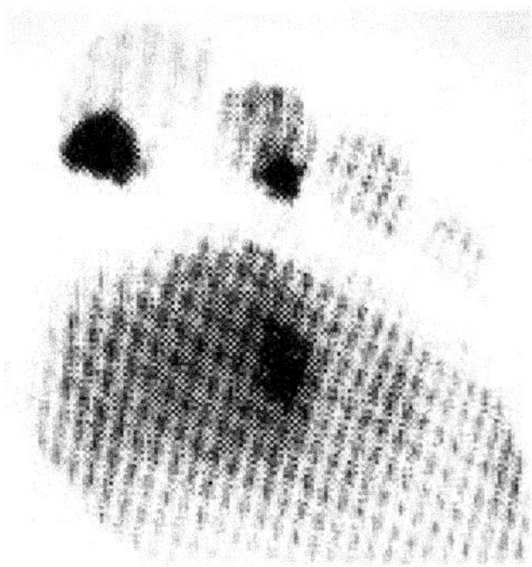

Exemples de concentration de pression due au poids du corps sur des zones réduites de la peau plantaire.

En dehors des douleurs, peuvent apparaître des durillons, des griffes d'orteils* et d'autres complications cutanées. En effet, l'excès de pression et de frottement plantaire stimulent aussi la multiplication des cellules cornées aboutissant à une couche épaisse ou *hyperkératose** : cor, durillon ou callosité selon sa surface.

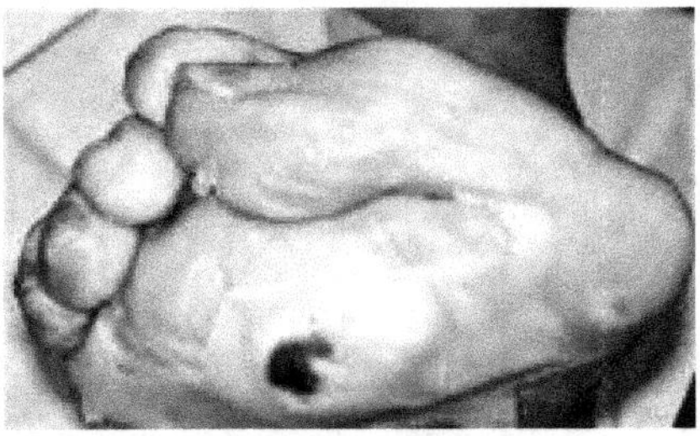

Callosité plantaire

Le traitement de cette douleur plantaire est traité dans la deuxième partie où l'on aborde le rôle des orthèses plantaires*, anciennement « semelles orthopédiques », particulièrement efficaces dans cette indication. Nous aborderons également les caractéristiques de la chaussure pour soulager et atténuer ce type de lésion de surcharge.

Pourquoi la peau devient-elle dure sous l'avant-pied ?
Ici encore, l'origine découle directement des explications précédentes. L'évolution naturelle de l'hallux valgus entraîne en général une surcharge des 2e, 3e et 4e rayons. La pression à chaque pas se concentre sous une ou plusieurs des têtes métatarsiennes médianes.
Si la pression se concentre sous une seule tête, le plus souvent la deuxième, la couche cornée de la peau augmente créant ainsi une peau qui se durcit et se complique d'un cor, d'un durillon ou d'une callosité selon sa surface. Si l'excès de pression se concentre sur quelques millimètres on parle de cor, sur environ un centimètre de diamètre, il s'agit d'un durillon ; sous 2 ou 3 têtes métatarsiennes, l'*hyperkératose** s'élargit et devient une callosité.

En fait, ces hyperkératoses correspondent à une réaction d'autodéfense de la peau. Pour éviter l'explosion sous l'effet de la pression excessive, la peau saine réagit en multipliant sa couche cornée. En cas d'échec, une peau fragile se complique d'une *ulcération** voire d'un *mal perforant**.

L'apparition de ces hyperkératoses plantaires, douloureuses ou pas, justifie dans un premier temps de ne plus porter de chaussure avec semelle en matériau dur comme le cuir ou un élastomère imitant le cuir rigide. En ville, nous ne marchons plus sur des sols naturels mais le plus souvent sur des matériaux durs : bitume, pavé, pierre, carrelage, marbre, etc. Le port de chaussure à semelle légèrement amortissante contribue à diminuer les pressions sous les têtes métatarsiennes. Nous aborderons ce sujet primordial dans la deuxième partie de ce livre.

Faut-il prendre en compte la souffrance psychologique ?
Bien sûr, le facteur psychologique ne doit pas être négligé mais nous verrons que toute opération sur un hallux valgus reste une chirurgie à haut risque fonctionnel qui entraine parfois des complications anatomiques donc morphologiques quelque fois plus inesthétiques que l'aspect préopératoire. Dans ces cas malheureux, cette petite difformité peut entrainer des conséquences vitales, surtout chez certaines femmes.

J'ai personnellement été amené à prendre en charge plusieurs consultantes fortement déçues et devenues dépressives après un simple échec morphologique. Je tiens à présenter trois dossiers de consultantes adressées par leur médecin traitant pour tentative de suicide après un tel échec.

Voici un premier courrier très significatif :

Cher Ami,

Pourrais-tu voir Mlle Lu , 14 ans 1/2, qui commence à déformer son gros orteil droit. Sa mère* (qui s'est suicidée par défenestration à la suite de la décompensation de troubles psychiatriques dans les suites de chirurgie de hallux valgus) avait un important H.V. bilatéral opéré.

Peux-tu l'aider à ce stade par des moyens orthoplastiques et surtout de précieux conseils de chaussage ?

En te remerciant, bien amicalement,

Un autre dossier mérite d'être rapporté. Je reçois en consultation, adressée par son médecin traitant, une belle jeune femme après une tentative de suicide aussi par défenestration. A 20 ans, elle débute dans le mannequinat et son agent lui conseille de se faire opérer car une légère bosse commence à apparaître sur le bord médial* de son avant-pied droit. D'après cet agent, elle risque d'être gênée lors du port de certaines chaussures de mode. Elle lui donne les coordonnées d'un jeune chirurgien orthopédiste.
Pas très rassurée et même très stressée de se faire opérer alors qu'elle n'éprouve aucune souffrance, elle se réveille avec un pied douloureux et gonflé, ce qui n'est pas inhabituel. Malheureusement pour elle, les symptômes persistent plus de trois mois. Pour le chirurgien, l'examen clinique de contrôle et l'imagerie ne révèlent aucun problème.

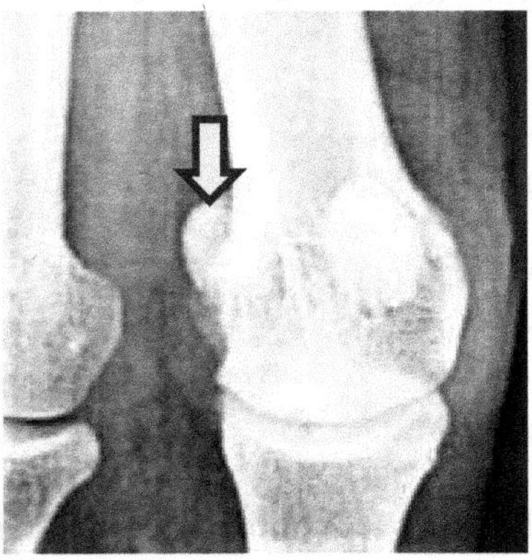

Radiographie révélant simplement la présence du sésamoïde latéral dans le 1er espace entre les deux premières têtes métatarsiennes.

Notez que cette image est très fréquente en cas d'hallux valgus même débutant.

Ne sachant que faire pour rassurer sa patiente, il lui prescrit simplement des séances de kinésithérapie.

Dès les premières séances, les douleurs et l'œdème augmentent. Le kinésithérapeute demande à voir les radiographies et annonce avec fierté avoir trouvé la raison des symptômes : le chirurgien a « oublié de repositionner le sésamoïde latéral* ».
La patiente retourne consulter son chirurgien qui, ne sachant plus à quel saint se vouer, se laisse convaincre par les explications du kinésithérapeute. Il accepte de réintervenir sur ce sésamoïde !
Le résultat ne se fait attendre. Dès le réveil, tous les symptômes se sont aggravés et la patiente ne peut plus du tout poser le pied droit au sol et ne peut plus marcher en raison d'une douleur syncopale et d'un gonflement qui a gagné tout le pied.
Après un mois de souffrance, l'« handicapée » se défenêtre et va être hospitalisée pendant environ huit semaines.
Elle me consulte quelques jours après sa sortie de l'hôpital pour trouver une solution car son pied est tellement déformé qu'elle ne peut plus du tout se chausser avec les souliers industriels du commerce. Bien sûr, elle a définitivement abandonné l'idée de marcher un jour sur un podium !
En fait, dès la première intervention, la jeune femme a présenté une *algodystrophie**, complication bien expliquée par le contexte initial. Un simple traitement médical bien conduit pendant quelques semaines aurait suffi à obtenir une guérison sans séquelle dès le début.
Son histoire relativement fréquente au cours de mes consultations, représente environ 30% des patientes venues me consulter, excepté la tentative de suicide rencontrée que trois fois.

Pour illustrer ces propos, voici une autre lettre d'un autre confrère :

Cher ami,

Peux tu m'aider en conseillant
Flom , 48 ans,
qui souffre du gros orteil droit
après intervention pour Hallux
Valgus.
Elle désespère, le chirurgien esquive ;
comme d'habitude !
Merci pour ton aide
Amicalement.

Bien identifier les différentes souffrances liées à l'hallux valgus :

- ***Douleur***
- ***Lésions de la peau***
- ***Raideur articulaire***
- ***Chevauchement d'orteils***
- ***Saillie osseuse inesthétique***
- ***Difficultés pour trouver chaussure à son pied***

IV/ Evolution naturelle d'un hallux valgus

L'hallux valgus évoluant naturellement vers une aggravation, de nombreux consultants s'inquiètent pour l'avenir de leur pied mais aussi de leur capacité à continuer la marche. D'où de nombreuses questions en rapport avec cet item.

A quel âge apparaît l'hallux valgus ?

La simple déviation latérale* du gros orteil, constante dans l'espèce humaine, apparaît dès la période néonatale.
Une déviation importante, nettement visible à l'œil, reste possible mais exceptionnelle, estimée à environ 2% pour l'hallux valgus chez le nouveau-né.
En général, l'hallux valgus dit *congénital,* ou constitutionnel, le plus fréquent, devient pathologique après la quarantaine chez les jeunes femmes qui portent des chaussures traumatisantes, après la soixantaine chez les autres.
Une étude de référence, publiée en 1991 pour un congrès à Bordeaux par cinq experts français, révèle que l'hallux valgus commence parfois avant l'âge de 15 ans [cf. Goldcher & Barouk, 1991]. Dans cette tranche d'âge, il ne concerne que 2 à 13% des enfants, selon les auteurs, en majorité au cours de la neuvième année, avec des extrêmes entre 4 et 12 ans, donc sans mise en cause du chaussage. La consultation concerne une majorité de fille (86 à 94%). La déviation touche les deux pieds d'emblée dans 73% des cas. Les porteurs d'hallux valgus présentent un canon égyptien des orteils dans 77% des cas ainsi qu'un angle de *metatarsus varus** initial supérieur à 10°. J'ai effectué personnellement l'étude génétique de tous les dossiers expertisés en 1990, en tant que spécialiste dans ce domaine. J'ai noté qu'il existe à l'évidence une atteinte de l'hallux sur deux à trois générations dans certaines familles. En fait, dans un grand nombre de cas, les facteurs prédisposants anatomiques relevés diffèrent entre les enfants, les parents et les grands-parents, ce qui exclut une hérédité par transmission génétique classique. La fréquence de l'hallux valgus dans certaines familles s'explique simplement par la forte prévalence de l'anomalie dans la population générale.

L'hallux valgus ne concerne-t-il que les femmes ?

Classiquement, on estime que sur dix personnes porteuses d'un hallux valgus, on trouve un seul homme pour neuf femmes.

Pourtant, les observations d'une étude paléopathologique portant sur 605 squelettes de premiers rayons osseux provenant de la nécropole de la cathédrale Notre-Dame-du-Bourg de Digne, dans les Alpes de Hautes Provence, datée du Ve au XVIIe siècle, méritent d'être connues. En effet, la prévalence de l'hallux valgus est comparable dans les deux sexes au Moyen-Age et même statistiquement plus forte chez les hommes au XVIe et XVIIe siècle. La grande différence entre ces époques et les statistiques actuelles porte à l'évidence sur les chaussures portées. N'oublions pas que ce sont les hommes qui ont d'abord porté des chaussures à talon dans l'Histoire humaine.

Autre constatation étonnante, l'hallux valgus douloureux n'existait presque pas au Japon au début du XXe siècle. Depuis les années 1970, l'importation de chaussures occidentales pour femme semble entrainer un nombre croissant de la déformation du gros orteil. De nos jours dans ce pays, le nombre d'hallux valgus douloureux augmente et aboutit de plus en plus à un traitement chirurgical. J'ai été personnellement invité en 2003 à présenter une conférence à Tokyo, avec d'autres spécialistes internationaux du pied, pour informer les médecins japonais des différentes méthodes de prise en charge.

D'après une thèse relativement récente, chez les personnes âgées de plus de 75 ans, environ 40% présentent une déformation visible. Une observation personnelle, dans un service de gériatrie, m'a révélé que la prévalence relative chez les hommes augmente nettement ; on constate une nette diminution de la prédisposition féminine.

Il est évident que la chaussure féminine occidentale accélère l'apparition et l'évolution pathologique de l'hallux valgus. L'importance de la déviation dépend aussi des prédispositions anatomiques évoquées précédemment ainsi que des activités professionnelles et de loisir. Un poste de travail où l'on piétine toute une journée est nettement plus délétère qu'un poste en position assise. La pratique d'un sport de course ou de ballon agit plus défavorablement qu'un sport cycliste ; il existe de nombreux exemples de pratiques délétères.

Vais-je avoir les pieds déformés comme ma mère (ou ma grand-mère) ? Est-ce que mes enfants auront la même déformation ?...

Difficile à répondre à ces questions. Bien qu'il existe souvent plusieurs porteurs d'hallux valgus parmi les membres d'une même famille, aucun argument scientifique, comme déjà évoqué, ne permet de conclure que l'hallux valgus soit une déformation génétique ; rappel des arguments :

- aucun gène n'a été identifié,

- la déviation simple, ou *hallux abductus**, est présente normalement dans l'espèce humaine ; elle favorise le déroulé du pas et représente une de nos caractéristiques par rapport aux grands singes arboricoles,
- l'hallux valgus résulte de la combinaison de plusieurs facteurs, certains non héréditaires comme l'activité professionnelle et de loisir, les modèles de chaussure portées, la corpulence et la stature, la surcharge pondérale voire l'obésité, entre autres,
- la grande fréquence de l'hallux valgus dans la population alors qu'une anomalie génétique s'exprime plutôt rarement voire de façon exceptionnelle. Une thèse de doctorat en médecine récente a évalué à 40% la fréquence de l'hallux valgus dans la population des plus de 70 ans [voir Haute Autorité de Santé]. Ceci explique, en partie, que dans une même famille plusieurs membres peuvent être atteints sans avoir recours à une explication génétique.

En pratique, *l'hallux abductus** est physiologique et l'hallux valgus n'est pas toujours pathologique. Comme rappelé précédemment, plusieurs facteurs s'associent pour déterminer la valeur de l'angle d'hallux valgus. Des études sérieuses montrent que dans des familles, dont certains membres sur trois générations portent un hallux valgus, les facteurs favorisants retrouvés ne sont pas identiques. En cas d'origine héréditaire, ces facteurs seraient les mêmes, survenant généralement au même âge et un gène aurait été identifié. En revanche, une origine *épigénétique** n'est pas exclue.

Est-ce que mon oignon va devenir aussi important que celui de ma mère (ou de ma grand-mère) ?
La prédiction dans ce domaine reste imprécise. Répétons qu'il n'y a pas d'hérédité mais plusieurs facteurs favorisants à rechercher :
- des facteurs anatomiques initiaux, en particulier un fort *metatarsus varus**
- le port de chaussures traumatisantes portées pendant les trente premières années de vie [voir 2ème partie]
- la pratique de certaines activités physiques et sportives ; en particulier la danse classique pendant la croissance osseuse, le football, les sports avec des sprints répétés (football américain), etc.
- une activité professionnelle nécessitant un piétinement, des marches prolongées, le port de charges ou de chaussures inadaptées (de sécurité, escarpin pour le personnel féminin dans certaines professions, etc.)
- l'association à certaines pathologies acquises : polyarthrite, maladie neurologique ou vasculaire ; une séquelle de traumatisme ostéoarticulaire
- et des facteurs personnels extérieurs au pied : surcharge pondérale, ménopause, vieillissement…

En pratique, plus une personne cumule de facteurs prédisposants à l'hallux valgus, plus le risque de déviation du gros orteil augmente et plus il apparaît précocement au cours de la vie.

Comment se forme l'oignon ?

On réserve le terme d'*oignon** à la bosse médiale*, de la première tête métatarsienne, qui devient très saillante.

En pratique, cette saillie a tendance à croitre avec les années surtout en cas de marche avec des chaussures trop étroites. Des contraintes à type de frottements prolongés et répétés finissent par entrainer de véritables lésions osseuses au niveau de cette première tête appelées *ostéonécroses**.

L'imagerie aux rayons X et l'IRM objectives ces ostéonécroses* parfois très petites. En pratique, leur recherche ne se justifie pas car leur présence ou leur absence ne modifie en rien les mesures thérapeutiques pour soulager et obtenir une cicatrisation osseuse ou d'une lésion des parties molles.

Voici différentes images de destruction locale de la première tête métatarsienne dans la zone de frottement intense contre la tige* des chaussures, en radiographie, en IRM et en TDM :

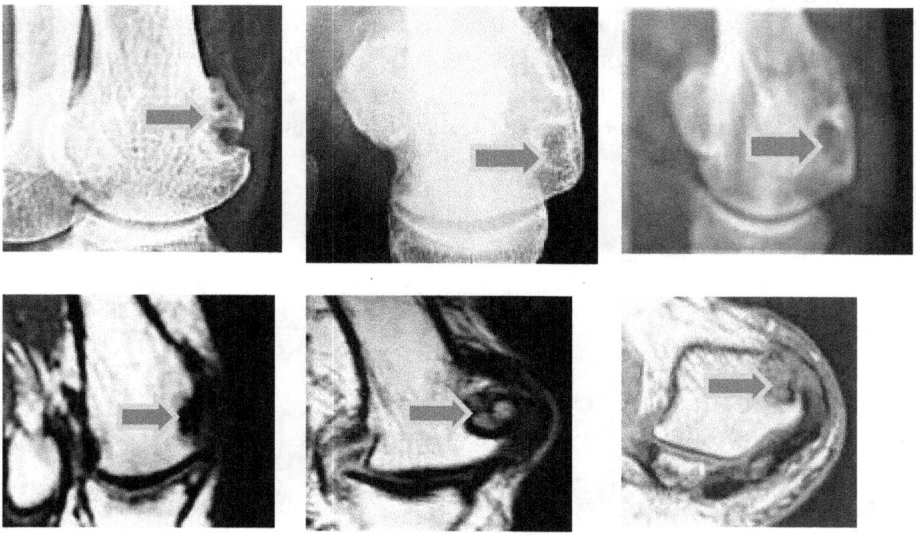

L'os ayant une grande capacité à se réparer, à chaque reconstruction locale, la saillie devient de plus en plus volumineuse et gênante : l'oignon !

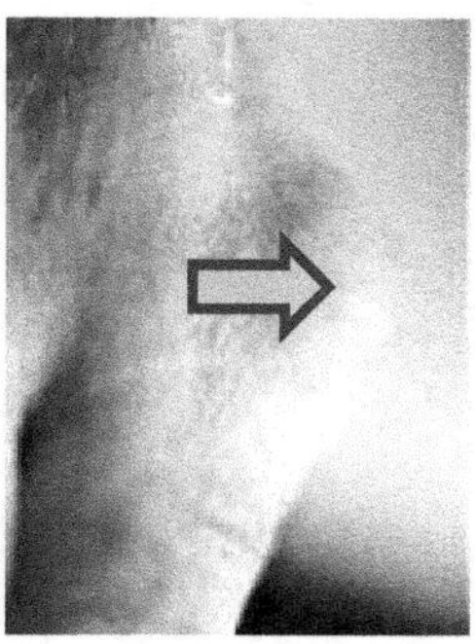

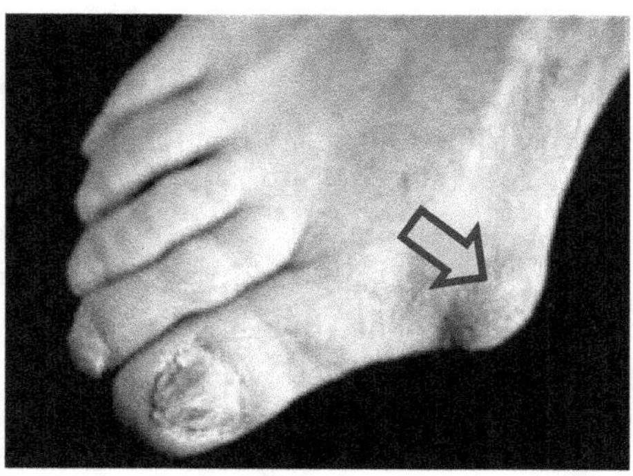

Pourquoi la déformation s'aggrave-t-elle ?
L'évolution de l'hallux valgus congénital obéit à un véritable cercle vicieux mécanique bien détaillé dans la dernière partie de ce livre pour ceux que cela intéresse.
Dès la fin de la croissance anatomique du pied, vers 15 ans, deux caractéristiques amorcent le départ de ce cercle vicieux : la mobilité excessive de l'hallux comparable à celle du pouce de la main, déjà évoquée, et le volume de l'avant-pied, en grande partie due à l'écart entre le premier, et parfois le cinquième, métatarsien par rapport aux métatarsiens médians. Cet avant-pied se caractérise par une grande largeur au niveau des articulations métatarso-phalangiennes (MTP).
Malheureusement, les fabricants actuels de chaussures industrielles, par souci financier, ne mettent sur le marché que des chaussures en une seule *grosseur** par pointure. Un avant-pied trop volumineux se trouve donc comprimé à chaque pas. Il faut savoir que l'élasticité et la tolérance des tissus organiques s'amenuisent avec le temps. Progressivement, le 1er rayon, et parfois le cinquième, profite de sa mobilité pour ne plus se dérouler au sol à chaque pas. Un rayon trop mobile ne devient qu'un *pivot* en fin de pas, objectivé par un durillon qui apparaît sur son bord médial*, en plantaire.

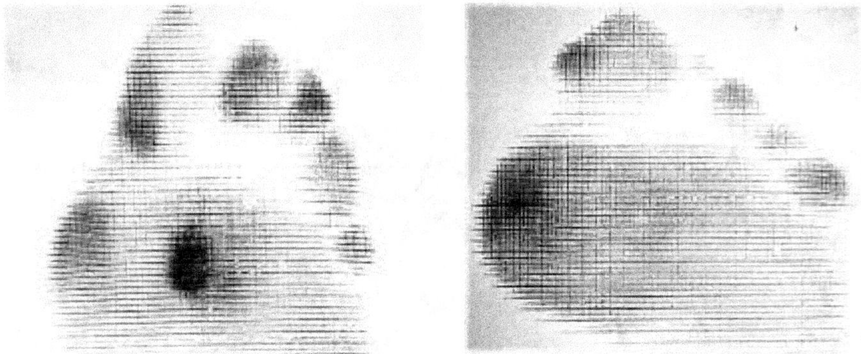

Podogrammes montrant un appui excessif localisé sur le premier rayon caractéristique d'un disfonctionnement de l'hallux. A gauche, s'ajoute un excès d'appui sur M2 et deux orteils ; à droite, perte d'appui du 2e orteil.

Suite au mauvais fonctionnement du premier rayon, le deuxième supporte de plus en plus de charge à la marche, expliquant l'apparition de la griffe en marteau* du deuxième orteil, puis sa luxation progressive, et d'un durillon sous la tête du deuxième métatarsien ou parfois sur les trois têtes médianes.
Sur le plan anatomique, il existe plusieurs petits muscles qui participent à la mobilité du gros orteil. La perte progressive d'appui efficace de l'hallux entraine une atrophie relative de certains de ces petits muscles. Cette évolution engendre des rétractions tendineuses qui aggravent le trouble fonctionnel et la déformation. [Voir la 4ème partie ; cercle vicieux]

Pourquoi le gros orteil dévié passe-t-il sous le second ?
Plus l'hallux se dévie, moins il participe à la répartition du port du poids du corps sur l'avant-pied. Par ce mécanisme, la charge augmente de plus en plus sur la tête du deuxième métatarsien. Pour y suppléer, le 2ème orteil se met à fonctionner en *marteau*. Il s'agit d'une véritable griffe fonctionnelle responsable d'un étirement progressif du ligament plantaire entre la tête du métatarsien et de la base de sa phalange proximale*. Dans ce cas, la mise en griffe de l'orteil aboutit à sa luxation progressive vers le haut.

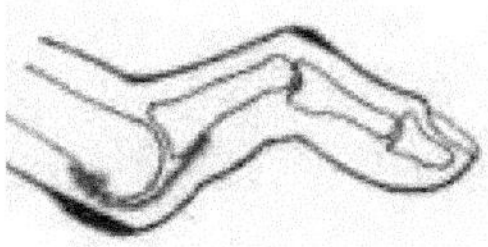

Griffe

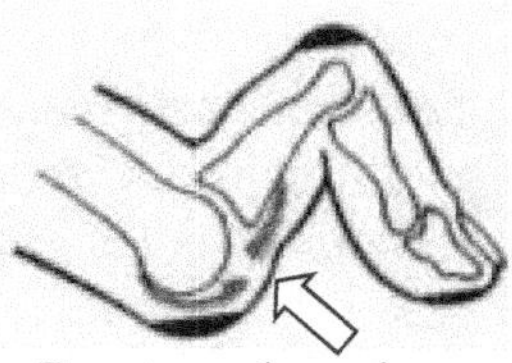

Rupture, luxation

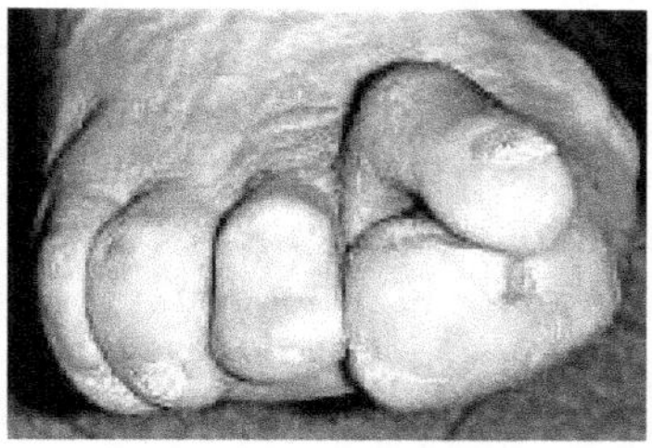

Une fois la limite d'élasticité du ligament atteinte, le moindre petit incident l'expose à sa rupture. Le traumatisme en cause survient souvent suite à un changement de hauteur de talon des chaussures portées, une marche sur un sol irrégulier ou meuble, un appui prolongé sur demi-pointe ou une autre petite modification des habitudes.
L'hallux en profite pour continuer sa déviation latérale*, vers les petits orteils. Il s'ensuit un chevauchement entre les deux premiers orteils ; en général, l'hallux passe sous le deuxième.

Chevauchement d'orteils, hallux *sur* le 2e
Le passage progressif de l'hallux sur le deuxième orteil est possible mais plus rare. Il existe deux causes principales qui suppriment l'appui efficace sur la pulpe du gros orteil (podogramme de droite) : une anomalie neurologique ou, plus souvent, une complication post-opératoire.

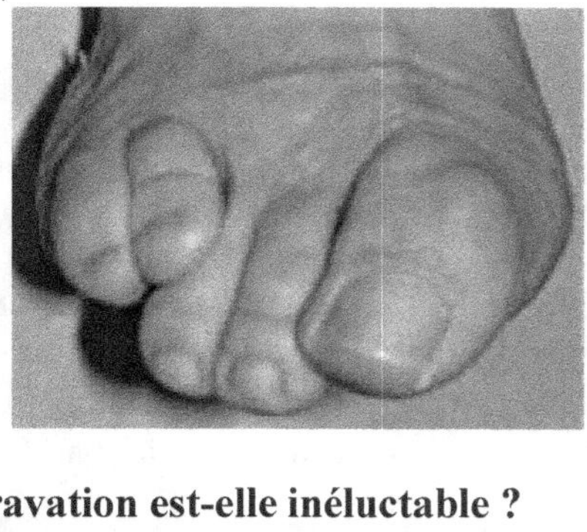

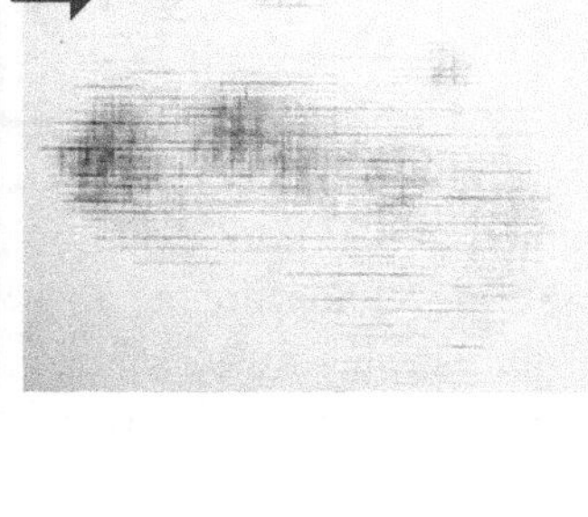

L'aggravation est-elle inéluctable ?
Grâce à la comparaison de nombreuses radiographies, il apparaît que l'angle d'hallux valgus moyen d'une population jeune comparé à celui d'une

population de personnes âgées montre une augmentation significative, ce qui plaide pour une aggravation progressive mais habituelle.
En revanche, connaissant la plupart des facteurs favorisants la déviation, son ralentissement reste accessible à condition de les prévenir activement. Le plus important repose sur le respect quotidien d'un chaussage adapté au volume de l'avant-pied et sans talon de hauteur excessive.

La chaussure joue-t-elle un rôle dans l'évolution de la déformation ?
Les facteurs *calcéologiques**, liés à la chaussure, jouent un rôle prédominant mais précisons d'emblée, qu'un mauvais chaussage ne peut pas à lui seul provoquer un hallux valgus pathologique même en cas de port prolongé de chaussures à talon haut et/ou à bout pointu. Il accélère ou aggrave la déviation en fonction des autres facteurs prédisposants indispensables à l'initiation du trouble morpho-statique.
Le port prolongé d'une chaussure trop étroite en volume ne peut qu'accélérer le cercle vicieux de l'évolution naturelle de la déviation déjà évoqué précédemment et bien analysé dans la quatrième partie du livre. Des arguments positifs et négatifs existent sur le rôle de la chaussure.
Dans certaines peuplades marchant pied nu, on trouve des déviations du gros orteil mais asymptomatiques. A l'inverse, dans certains pays, en Asie ou en Afrique par exemple, le nombre de femmes avec hallux valgus a nettement augmenté depuis l'abandon du chaussage traditionnel de type Tong : geta, gougoune, okobo, schlappe, zōri. Certains modèles de chaussure de série occidentale jouent un rôle néfaste indéniable.

Quelles sont les caractéristiques d'une chaussure nuisible ?
Plusieurs critères définissent la chaussure nuisible pour un hallux valgus :
- une assise talonnière de la semelle intérieure trop en pente, trop inclinée

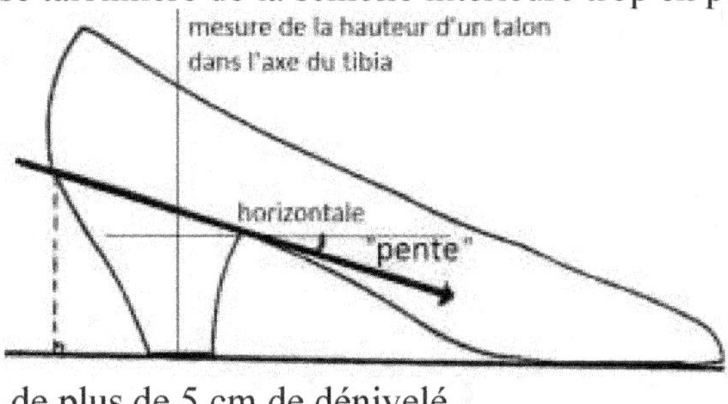

- un talon de plus de 5 cm de dénivelé
- un bord médial* du bout trop dévié latéralement en regard du gros orteil
- un modèle de chaussure ne laissant aucune liberté aux orteils : escarpin, ballerine, mocassin, mule, sabot et les sandales ; modèles qui obligent les orteils à travailler en griffe pour que le pied ne quitte pas la chaussure à la marche
- une largeur trop étroite au niveau des têtes métatarsiennes, un volume de chaussant* trop étroit représente le principal écueil au chaussage.

DEUXIEME PARTIE
Prise en charge médicale

- De bonnes connaissances indispensables de la chaussure (calcéologie)
- Définition complète d'une « pointure »
- Facteurs calcéologiques favorisants l'hallux valgus
- Plusieurs orthèses à bien connaître
- Traitements médicaux locaux
- Les différents praticiens du pied

Après avoir évoqué en détail les différents facteurs qui prédisposent au déclenchement et à l'évolution d'un gros orteil vers l'hallux valgus ainsi que la variété des lésions qui provoquent de la souffrance, cette deuxième partie aborde toutes les solutions médicales auxquelles les consultants, des patientes en majorité, peuvent recourir pour obtenir un soulagement.
La chaussure qui joue un rôle non contestable dans l'apparition de douleurs et dans l'aggravation de la déviation peut aussi paradoxalement devenir un des meilleurs traitements à condition de bien savoir la choisir. Elle exerce une action aussi bien préventive que thérapeutique.
Il existe d'autres mesures médicales, non chirurgicales, pour soulager presque toutes les souffrances d'un hallux valgus en dehors bien sûr du trouble esthétique. Il s'agit de petits appareillages orthopédiques appelés « orthèses » ainsi que différents soins locaux, la peau étant souvent impliquée dans un processus douloureux.
L'autre difficulté consiste à trouver le bon interlocuteur en fonction du type de souffrance et/ou du type de remède à privilégier.
Cette deuxième partie vise à répondre à toutes les questions sur leur prise en charge médicale.

I/ Traitement incontournable : une chaussure adaptée

Trouver une bonne chaussure nécessite de bien sélectionner ses différentes caractéristiques : sa forme de *bout**, le volume de *chaussant** disponible au niveau de la racine des orteils, la *pointure* réelle, le système de fermeture et de maintien du pied (attache sur le dos du pied ou à la cheville), la hauteur du talon, son *dénivelé*, et surtout la *pente* de son assise, entre autres.
Pour les pieds hors normes, c'est-à-dire ceux dont les dimensions ne coïncident pas avec les critères choisis par les fabricants de chaussures standards, industrielles, il existe de nombreux modèles de *chaussures dites thérapeutiques* voire *orthopédiques* qui permettent à tous les pieds, même les plus déformés, de continuer à marcher de façon indolore.

Ne faut-il plus mettre de chaussures à bout pointu ?

Il s'agit d'une idée très répandue qui ne repose sur aucune preuve scientifique et qui ne résiste pas à une analyse mécanique objective. Lorsqu'une chaussure présente un bout pointu, le fabricant ajoute un supplément de chaussant* en avant des orteils, appelé « supplément esthétique » (voir l'illustration ci-dessous). En général, ce supplément représente un douzième de la longueur de la *forme** utilisée pour concevoir le patronage de la chaussure.

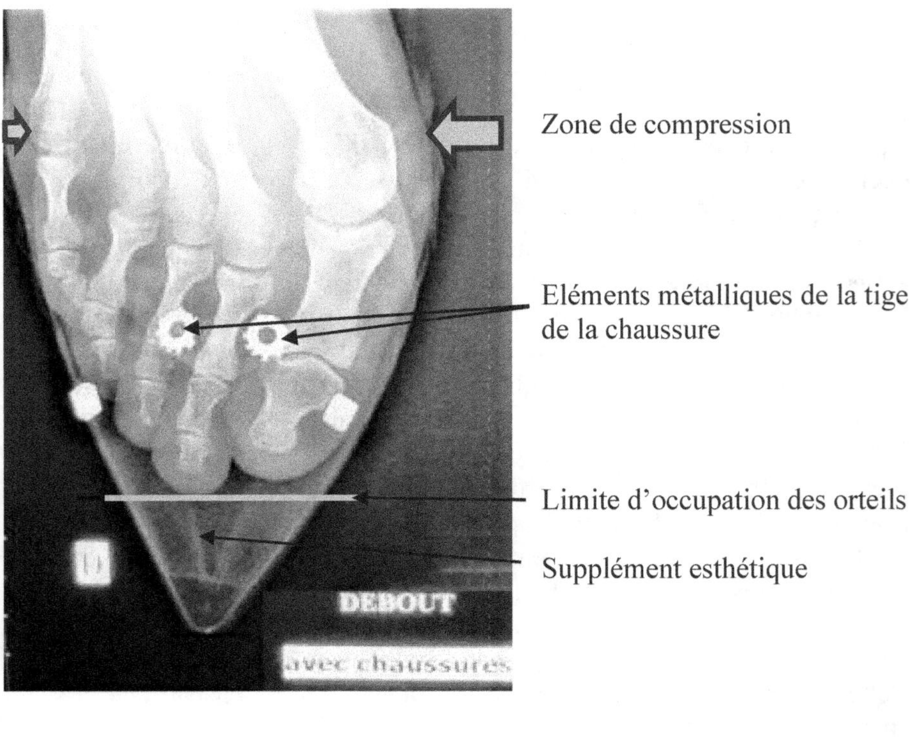

Quelle que soit la forme du bout, il persiste un espace en avant du gros orteil pour l'esthétique. Dans une chaussure à bout pointu, cet espace est plus important surtout dans certains modèles de type poulaine.
De plus, lors de la conception du modèle, il est toujours prévu un « supplément dynamique » car le pied s'allonge légèrement à la marche, surtout après plus d'une heure en position debout. Une simple radiographie d'un avant-pied chaussé permet de confirmer cette évidence.

En pratique, porter une chaussure à bout pointu reste possible lorsqu'on a un hallux valgus, à condition de respecter deux critères concernant le bout de la chaussure.

1- Le *volume* disponible doit être suffisant pour ne pas exercer de compression dans la zone des têtes métatarsiennes. La compression de l'avant-pied au niveau des articulations à la racine des orteils (entre les flèches ⇨⇦) expose à des souffrances éventuelles.
2- Comme expliqué précédemment, le bord médial* du bout de la chaussure doit être le plus rectiligne possible.

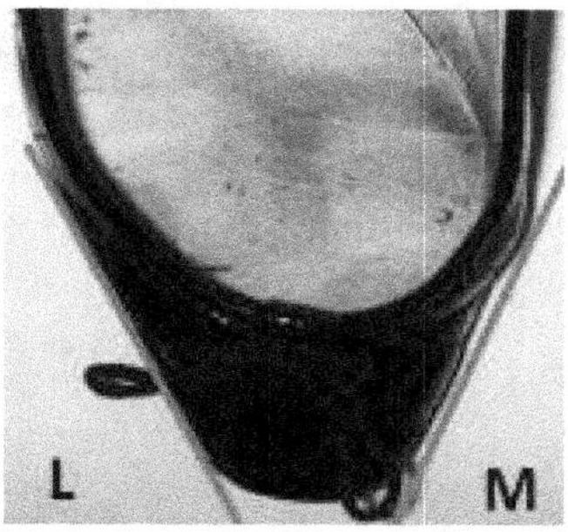

Exemple de « bout » mal adapté à un hallux valgus

L = bord latéral de la tige de la chaussure

M = bord médial de la tige de la chaussure

La convergence des flancs*, c'est-à-dire des deux bords de la tige, vers le milieu du bout est à proscrire.

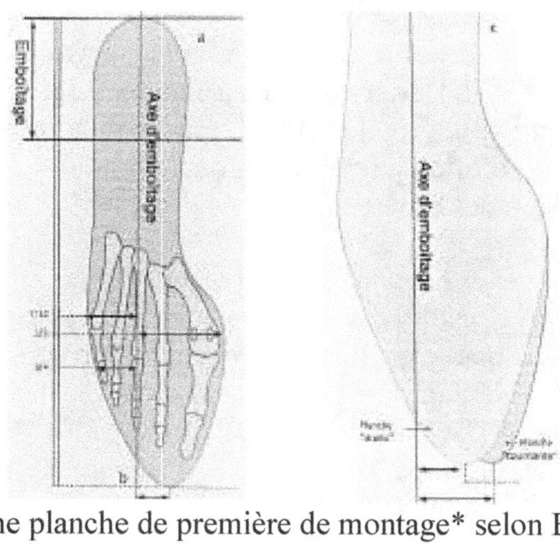

Adaptation d'une planche de première de montage* selon Barouk.

Le schéma de gauche correspond à une planche de montage* traditionnelle (a), néfaste pour un hallux valgus. Selon le Dr Louis Samuel Barouk, il faut privilégier les chaussures ayant une convergence des flancs*, plus éloignée en médial* de l'axe d'emboitage* (b) ; ce qu'il nomme planche « tournante », bien visible sur le schéma (c) à droite.

Faut-il ne porter que des chaussures à bout rond ?

Plus que la forme du bout, ce qui importe est l'angle de « convergence des flancs* » ou mieux la forme de convergence ; un bout déjeté latéralement est à éviter comme expliqué ci-dessus.

Barouk, chirurgien spécialisé dans le pied et concepteur de chaussures féminines, a mis au point une forme respectant au mieux la position de l'hallux dans la chaussure et compatible avec un bout pointu : le flanc latéral* doit s'incliner plus que le flanc médial* et le bout de la chaussure se trouver en regard de l'extrémité de l'hallux et non en regard du 2e ou 3e orteil.

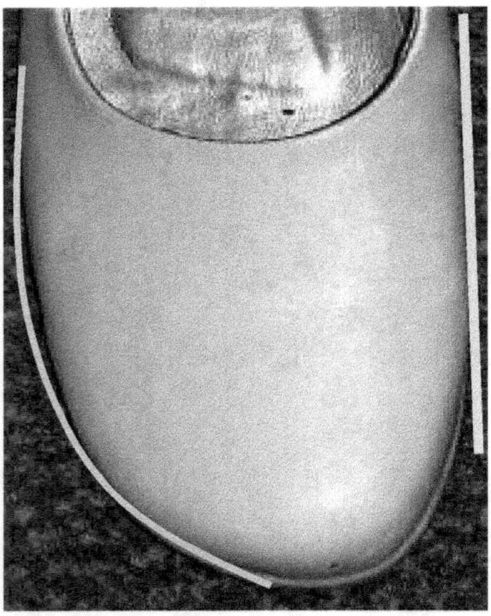

Exemple de bout « rond » avec un flanc* médial* plus rectiligne que le flanc latéral*.

Bon respect de l'alignement de l'hallux.

Que le bout soit pointu, rond ou autre, ce qui importe c'est de limiter la déviation de l'hallux vers l'extérieur par un flanc médial* le plus rectiligne possible. Bien sûr, il importe également de respecter un volume du chaussant au niveau des racines d'orteil adapté à la grosseur* de l'avant-pied. [Dans la 4ème partie, description des différentes formes de bout]

Comment déterminer sa largeur d'avant-pied ?

Nous avons expliqué dans la première partie les différentes causes d'avant-pied volumineux. En pratique, il convient que chacun puisse déterminer si son pied est dans la norme imposée par les fabricants de chaussures ou pas !

On estime que dans la population française plus de 30% des personnes ont un pied absolument incompatible avec le port régulier d'une chaussure standard. Cette inadéquation associée à une méconnaissance complète de la

calcéologie* aboutit à ce que nos concitoyens se chaussent avec des modèles qui génèrent plus de 50% des pathologies du pied rencontrées, surtout dans notre pays. Cette évidence est encore trop méconnue et donc négligée dans la prise en charge des personnes souffrant de pieds douloureux ! Ceci est particulièrement vrai dans les souffrances générées par l'hallux valgus.
Il faut savoir qu'à « pointure » ou plutôt à longueur égale, il existe une quinzaine de largeurs ou plutôt de « grosseurs » différentes d'avant-pied dans la population.
Pour un fabricant qui veut rentabiliser son entreprise, impossible de fabriquer pour chaque modèle, dans chaque couleur, autant de tailles disponibles. Au début de l'industrialisation de la chaussure, il existait trois grosseurs* par pointure. Depuis près d'un siècle, les fabricants utilisent des données statistiques pour ne fabriquer qu'une seule grosseur par pointure, la plus fréquente. Pour cette raison lorsque l'on achète une paire de soulier on ne nous demande que la longueur baptisée malhonnêtement « pointure ».
En pratique, il existe des grosseurs standardisées différentes selon le modèle, la marque et le pays d'origine ; à pointure égale, un modèle américain, espagnol ou italien révèle un chaussant supérieur à un modèle français, réputé comme le plus étroit du marché !
Voici des exemples de périmètres d'avant-pieds (cf. ci-dessous), en centimètres, classées en trois catégories, correspondant à la largeur de la semelle intérieure dite « première de montage* » :

Pointure	Etroit en cm	Standard en cm	Large en cm
37	20,5 – 21,9	22,0 – 23,4	23,5 – 24,5
38	21,0 – 22,4	22,5 – 23,9	24,0 – 25,0
39	21,5 – 22,9	23,0 – 24,4	24,5 - 25,5
40	22,0 – 23,4	23,5 – 24,9	25,0 – 26,0
41	22,5 – 23,9	24,0 – 25,4	25,5 - 26,5
42	23,0 – 24,4	24,5 – 25,9	26,0 – 27,0
43	23,5 - 24,9	25,0 – 26,4	26,5 – 27,5
44	24,0 – 25,4	25,5 – 26,9	27,0 – 28,0
45	24,5 – 25,9	26,0 – 27,4	27,5 – 28,5

La pointure notée ici est exprimée en *point de Paris**.

Vous pouvez mesurer votre largeur d'avant-pied en le posant sur un mètre de couturière ou sur une feuille en mettant un repère au niveau de la 1ère et de la 5ème tête métatarsienne. Petite précaution : **mesurez les deux pieds** car il peut exister une différence ; dans ce cas, choisir comme largeur de référence celle du pied le plus large bien évidemment. Pensez à faire la mesure avec vos chaussettes ou collants habituels.
Quelques fabricants commencent à proposer des grosseurs différentes notamment dans les chaussures de sport.

Comment déterminer sa pointure réelle ?
Le pied n'étant pas une structure squelettique plate, ce qui importe c'est sa longueur mais surtout son volume. La pointure nécessite normalement trois mesures, si vous vous souvenez des leçons de mathématique du collège : longueur, largeur et hauteur.
En calcéologie*, les bottiers et cordonniers qui fabriquaient les chaussures artisanales avant l'industrialisation ont simplifié la prise de mesure à deux éléments : la longueur et la grosseur*.
Cette prise de mesure reste essentielle à connaître pour savoir si le volume de son avant-pied reste compatible avec le chaussant* des chaussures standards. Voici quelques explications pratiques :

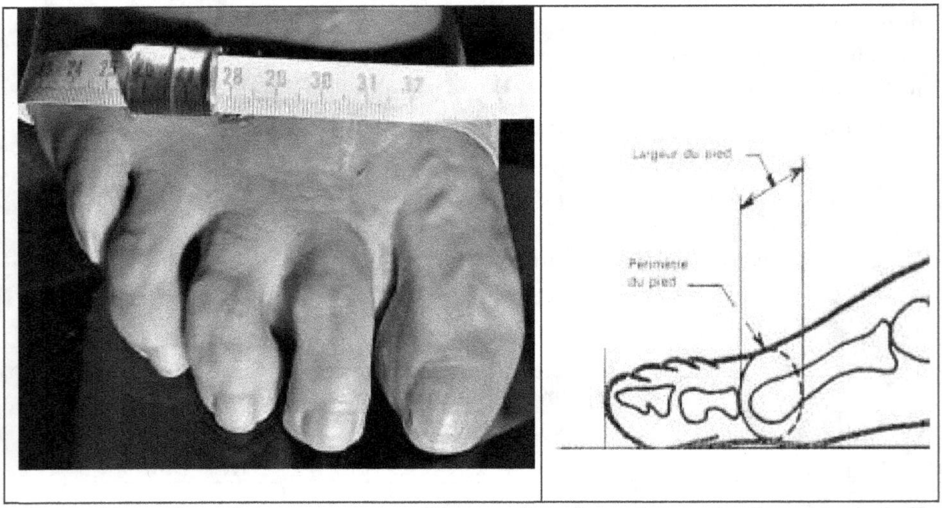

Pour déterminer la *grosseur*, meilleur reflet du volume de l'avant-pied, il suffit de mesurer son périmètre, dans la zone la plus large, entre les 1ère et 5ème têtes avec un mètre ruban souple, pied bien à plat sur le sol.

> ***La grosseur* s'obtient en multipliant par 2 la mesure en centimètre du « tour de doigt » (le périmètre) et en soustrayant la longueur ou « pointure » en point de Paris*.***

Dans l'exemple ci-dessus, cette personne présente un périmètre de son avant-pied de 26,6 centimètres. Sa longueur ou « pointure » est de 39 en points de Paris*. Sa grosseur* est : 26,6 x 2 – 39 soit 53 – 39 = 14. On dit que ce pied a une 14e grosseur.
Pour connaître votre « pointure » en point de Paris*, ou *points français*, utilisés depuis plus d'un siècle, surtout en Europe, certains magasins de vente de souliers mettent à disposition un pédimètre donnant directement la

longueur d'un pied en point de Paris*. Les professionnels utilisent un compas de cordonnier :

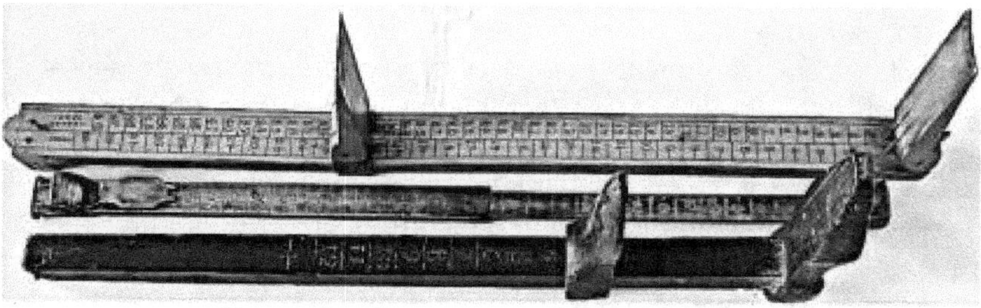

Exemples de « compas de cordonnier »

Tous les fabricants connaissent la grosseur de tous leurs modèles, car ils sont fabriqués à partir d'une forme* en bois représentant un pied en dynamique. Malheureusement, ils refusent de la communiquer ! Ni au commerçant ni au client. Bien évidemment, ils se doutent que si vous apprenez à mesurer votre grosseur*, vous éviterez d'acheter une chaussure trop étroite qui immanquablement finira par vous occasionner des douleurs ou des lésions. Heureusement, il existe des données publiées dans des revues spécialisées en calcéologie comme ce précieux tableau qui permet de trouver sa grosseur* à partir de sa pointure et de la mesure de son périmètre d'avant-pied dans sa partie la plus large :

Longueurs	Grosseurs (périmètre d'avant-pied en mm)						
	5e	6e	7e	8e	9e	10e	11e
36	205	210	215	220	225	230	235 mm
37	210	215	220	225	230	235	240
38	215	220	225	230	235	240	245
39	230	235	240	245	250	255	260
40	235	240	245	250	255	260	265
41	240	245	250	255	260	265	270
42	245	250	255	260	265	270	275

Attention, dans ce tableau les longueurs sont inscrites en points de Paris* et les périmètres en millimètres et non en centimètres.
La pointure en points de Paris* se calcule, en sachant que trois points correspondent à deux centimètres.

En résumé, 1 point de Paris = 2/3 de centimètre = 6,66 millimètres
Soit : X points de Paris x 3 : 2 = longueur du pied en cm

Prenons un exemple concret :

Si la mesure de votre pied, du talon à l'extrémité de l'orteil le plus long, est de 26 centimètres, sa « pointure » correspond à

26 : 2/3 soit (26 x 3) : 2 = 78 : 2 = 39 en points de Paris*.

Certains fabricants expriment les grosseurs* en lettre, en sachant que A = 1^e^ , B = 2^e^ .... E = 5^e^ , F = 6^e^ , G = 7^e^ ... L = 12^e^ (limite à connaître)... O = 15^e^

Enfin, il faut savoir qu'en standard les chaussures françaises pour femme sont disponibles pour la plupart en 5e ou 6e grosseur* selon les modèles et les marques ; les chaussures pour homme en 7e grosseur* ; les chaussures de sport et de sécurité standard en 8e.
L'expérience montre que lorsque la première tête métatarsienne devient saillante, bien visible en médial*, le pied atteint déjà une grosseur* proche de la 8e ! Donc bien loin du standard féminin, surtout en escarpin !

Dans le langage courant, et malheureusement aussi dans les textes parus au Journal Officiel, le mot grosseur* est souvent remplacé à tort par « largeur », ce qui lui retire toute signification. La grosseur représente un volume et non une mesure plane ! Pour compliquer la donne, on trouve dans le commerce d'autres système de taille comme le point anglais et la contremarque américaine qui ont un chaussant plus volumineux à longueur égale.

L'hallux valgus est-il favorisé par les chaussures à talon ?
Autre idée très répandue et en grande partie fausse. En revanche certains types de talon agissent indiscutablement comme un facteur favorisant ou accélérateur.
Il importe de bien identifier toutes les caractéristiques aggravantes d'un talon et de savoir en tenir compte lors de l'achat d'une paire de souliers, surtout en cas de pied bossu. Il faut analyser sa hauteur, sa cambrure et la pente de son assise.

La hauteur du talon
Une vraie hauteur de talon se mesure dans l'axe du tibia comme le montre la ligne en tirets notée H sur la figure ci-dessous. Attention, la hauteur donnée par un vendeur est celle qu'il mesure à l'avant du talon donc généralement inférieure à la hauteur réelle.
En pratique, ce n'est pas cette hauteur seule qui importe de mesurer mais le « dénivelé » défini par la différence entre la hauteur de la semelle sous le talon du pied et son épaisseur sous l'avant-pied soit la mesure de H – h.

Bien distinguer hauteur du talon et hauteur du dénivelé

Un dénivelé supérieur à cinq centimètres augmente obligatoirement le poids du corps supporté par l'avant-pied. Cette surcharge amplifie et aggrave toutes les pathologies mécaniques du métatarse, donc d'hallux valgus.

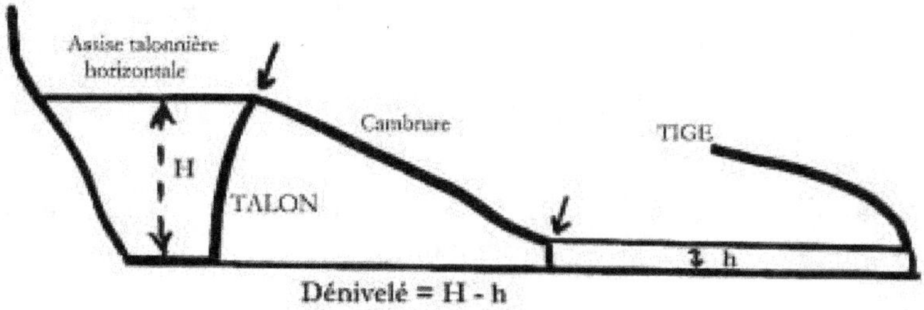

En tout état de cause, le port d'une chaussure à talon n'est pas forcément nuisible. Au contraire, il existe des cas où un petit talon, un dénivelé entre 5 et 35 millimètres, s'impose pour prévenir l'aggravation d'un hallux valgus. Il s'agit en particulier des personnes qui ont un pied creux associé à des muscles du mollet (triceps sural) trop courts. Pour elles, le talon améliore la répartition des charges entre l'avant et l'arrière pied et limite la déviation de l'hallux.

Attention ! Le port prolongé pendant des années de chaussures à talon de plus de 10 à 20 mm finit par creuser la voute plantaire et rétracter les muscles du mollet. Seul un médecin compétent en orthopédie peut vous informer si vous entrez dans cette catégorie de personne à risque car le diagnostic nécessite un examen clinique particulier qui devrait être pratiqué avant toute intervention chirurgicale. En effet, des chirurgiens spécialisés en podologie ont montré que les consultants avec un triceps sural trop court ont plus d'échec fonctionnel que les autres après une cure d'hallux valgus !

La pente de son assise

Le talon du pied repose au-dessus du talon de la chaussure sur une surface appelée « assise talonnière* ». (Voir schémas)

L'idéal est de ne porter que des chaussures ayant une assise talonnière presque horizontale; la figure ci-dessous dite en coupe de profil illustre bien ce qu'est une assise horizontale (ligne en petits tirets).

Une assise trop inclinée, à plus de 10° de « pente », augmente la charge du poids du corps sur l'avant-pied à chaque pas et accentue indirectement la déformation de l'hallux.

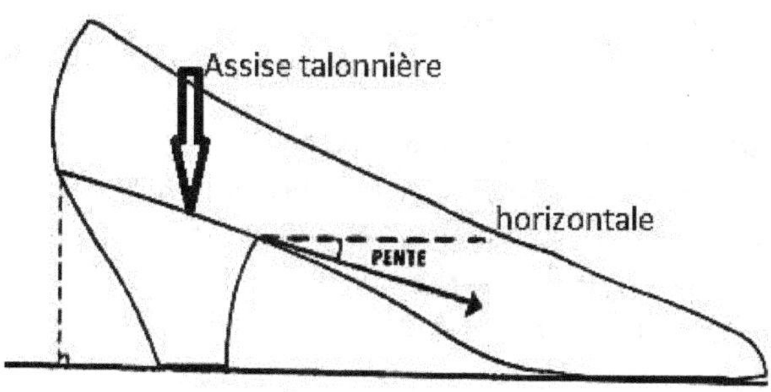

Attention, cette pente ne s'aprrécie qu'en regardant à l'intérieur de la chaussure ; elle n'a aucun rapport avec l'aspect extérieur du soulier, souvent en pente pour l'esthétique en cas de talon.

La *cambrure*
Elle dépend de la hauteur du talon et de la pente de son assise. Elle doit se conformer au maximum à la voute plantaire.

Autres caractéristiques d'un talon sans lien avec l'hallux valgus
L'*abatage* correspond à la distance séparant la base d'une verticale abaissée à partir du point le plus postérieur du talon et la partie arrière de la base du talon comme le montre la lettre **A** sur la figure ci-dessous.

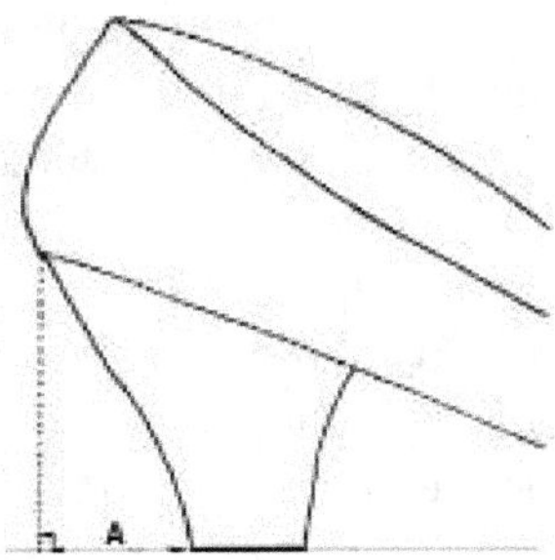

Un abatage (A) de plus de 2 cm expose à une instabilité du talon à la marche et donc au risque de chute.

L'abatage est souvent associé à une chaussure dite d'apparat peu conçue pour marcher ou danser.

La *largeur de pavé* se mesure entre les bords médial* et latéral* d'un talon. On donne à la partie du talon en contact avec le sol le nom de *pavé* ou *bonbout*.

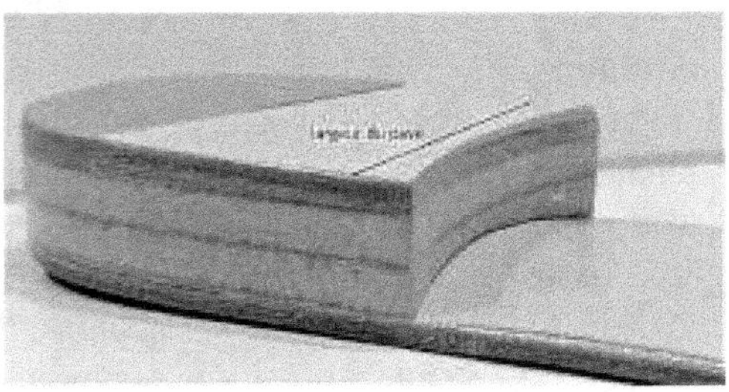

Un pavé trop étroit, de moins de deux centimètres, comme un talon aiguille par exemple, favorise l'instabilité du talon mais n'agit pas sur la déviation de l'hallux.

En général, le style du talon n'a aucune influence sur la mécanique et la déviation de l'hallux. Le talon aiguille, français, cubain, Louis XV, bobine, plat ou bas, compensé, ou autre ne joue qu'un rôle purement esthétique.

Quels sont les modèles de chaussure à éviter ?
Proscrire toute chaussure qui nécessite une crispation des orteils pour éviter au pied de déchausser à chaque pas. Il s'agit habituellement de souliers ouverts, sans attache modulable sur le dos du pied ou à la cheville : ballerine, escarpin, mocassin, mule, sabot, zoccoli…

Attention pour les boots ou bottines ; il faut proscrire celles dites « cavalières » c'est-à-dire sans ouverture modulable de la tige de type bride, bande autoadhésive, zone élastique, fermeture éclair, laçage, etc.

De plus, comme expliqué précédemment, il faut également éviter les chaussures à talon de plus de 5 centimètres de dénivelé ou à pente talonnière supérieure à 11° quel que soit le modèle.

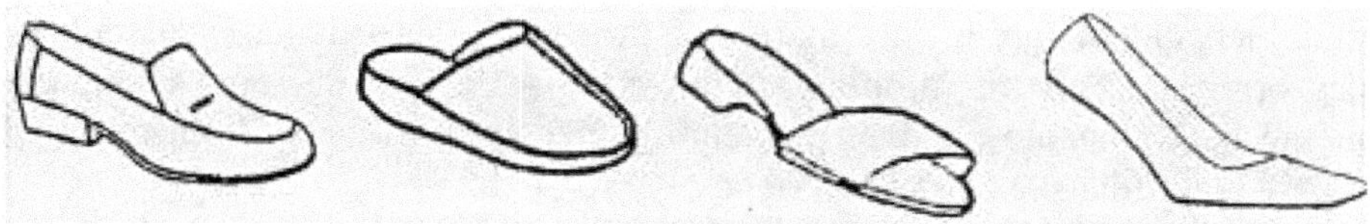

mocassin mule zoccoli décolleté

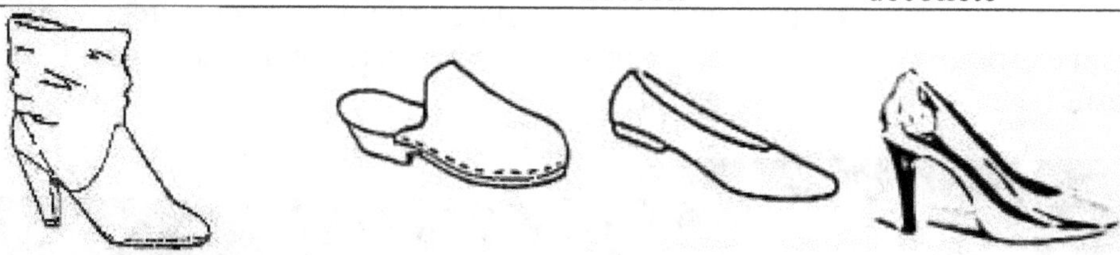

Bottine cavalière sabot ballerine Escarpin

Quels sont les chaussures conseillées pour éviter l'aggravation ?
Les bons modèles respectent le volume de l'avant-pied et la détente du pied dans la phase de lévitation du pas c'est-à-dire lorsque le pied n'a plus d'appui au sol.
Voici les noms des principaux modèles : derby, derby cycliste, botte ou bottine avec système de fermeture, charles IX, salomé, lamballe.

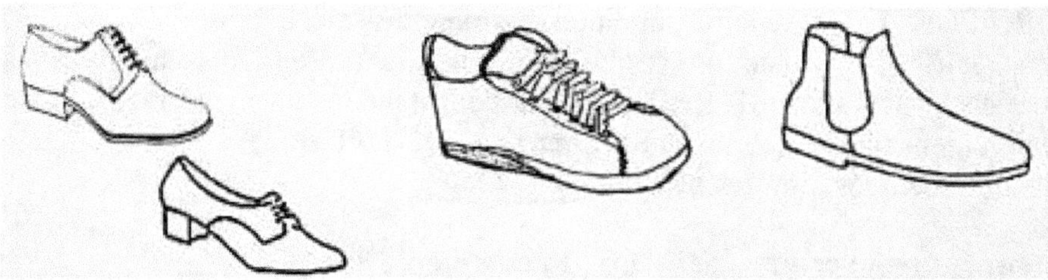

Derby (femme ou homme) Derby cycliste++ Boots ou bottine

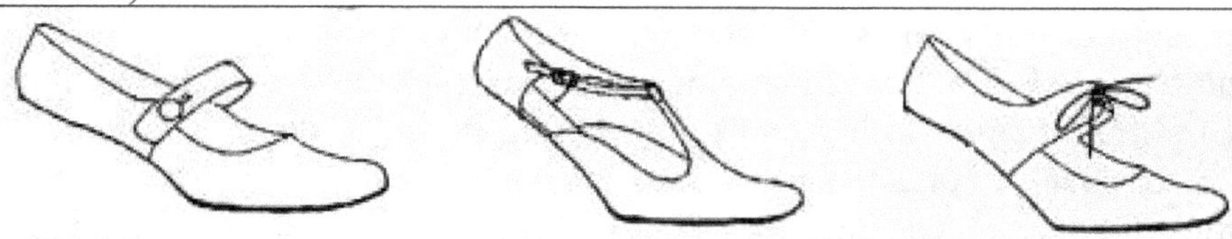

Charles IX Salomé Lamballe

...Le « derby cycliste » est certainement le modèle le plus adapté aux avant-pieds volumineux. Le laçage dit cycliste offre une ouverture jusqu'à la racine des orteils permettant ainsi un gain de volume au niveau des articulations MTP. On trouve ce modèle aussi bien en chaussure de ville, de travail, de randonnée, de sport ou d'apparat ; en effet, l'association à un bout pointu et à un talon relativement haut restent possibles.

Est-ce que je peux porter des chaussures habillées de temps en temps ?
Oui, bien sûr. Malgré la déformation du gros orteil, les articulations à la base des orteils restent très mobiles ce qui autorise le port de toute chaussure même contraignante pendant plusieurs heures à condition que l'avant-pied puisse entrer dans le cornet antérieur.
Il est possible de réduire de façon transitoire la saillie osseuse de la première tête métatarsienne en pratiquant un *strapping* avec une bande autoadhésive non élastique avant de se chausser. Son efficacité relative ne dure pas plus de trois heures.

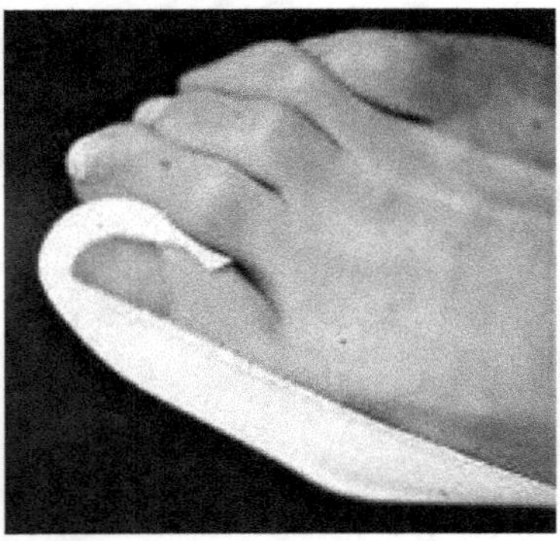
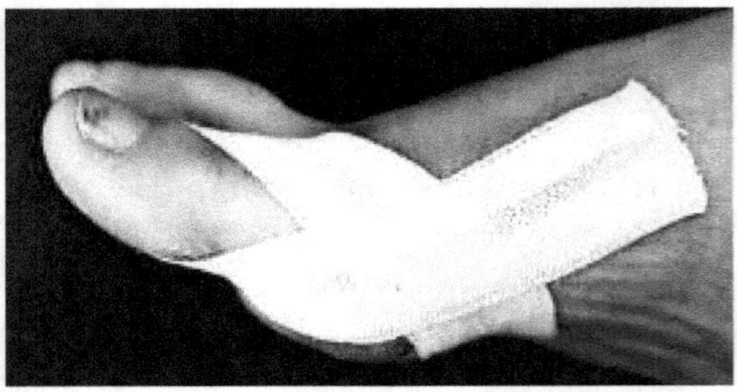

IMPORTANT. Même après une intervention chirurgicale pour hallux valgus bien réalisée, il existe un risque assez fréquent d'enraidissement de la première articulation MTP ainsi que la persistance d'un avant-pied restant relativement large ce qui nuit fortement au port d'un escarpin, même pendant quelques minutes.

Comment trouver une chaussure du commerce adaptée ?
Le chaussage représente le principal problème à résoudre, durant toute la vie, en cas d'hallux valgus avec un avant-pied hors des normes standards. Les fabricants de chaussures de série industrielles compliquent la vie de la population en refusant de communiquer la grosseur* réelle de leurs produits et en n'en proposant sur le marché qu'une seule par pointure.
Le coût pour les organismes sociaux de la prise en charge médicale et chirurgicale de toutes les métatarsalgies* liées à un chaussage inadapté justifierait l'obligation d'un bon étiquetage informatif, longueur et grosseur* disponibles dans chaque soulier !

En attendant, le porteur d'un pied hors norme se doit de respecter quelques directives pour prévenir les conflits :
- Choisir un modèle qui comprime peu ou pas l'avant-pied. Il en existe un large choix : derby cycliste, salomé, charles IX, tong, lamballe, certaines bottines... On trouve aussi des tiges* dites à « volume variable » c'est-à-dire comportant une zone en matériau élastique qui malheureusement ont une limite d'extension, une fragilité non négligeable et un coût parfois prohibitif. Il faut bannir l'escarpin, la ballerine, le mocassin, la mule, le sabot, certaines sandales et en général toute chaussure ou chausson sans attache modulable obligeant les orteils à travailler en griffe pour empêcher le déchaussage du pied à chaque pas.
- Se limiter aux marques dites de confort, habituellement ayant une à deux grosseurs* supplémentaires par rapport aux modèles standards.
- Respecter un talon de dénivelé inférieur à 5 centimètres.
- Vérifier que la cambrure se localise sous la voute plantaire avec une assise talonnière* presque horizontale.
- Privilégier les formes respectant l'axe de l'hallux quelle que soit l'esthétique du bout.
- Eviter de prendre une pointure supplémentaire qui risque de ne plus faire correspondre la largeur du chaussant avec la largeur de l'arrière pied. La présence d'un vide relatif autour du talon du pied favorise sa mobilité, perturbe la conduite efficace de la chaussure lors du déroulé du pas et représente donc une source de lésion de la peau et d'entorse de la cheville.

Le port d'une chaussure de confort a-t-il un intérêt ?

Plusieurs fabricants utilisent une marque de chaussures dites de confort. Ce label correspond en général à deux critères, une semelle confortable, de qualité, à base d'hévéa, caoutchouc, latex ou autre bon matériau et une grosseur* standard d'un ou deux points supérieurs, ce qui correspond à une 8e pour certains modèles féminins.

Ces souliers peuvent convenir à des hallux valgus en début d'évolution afin d'éviter certaines souffrances voire son aggravation. Ici encore, le bénéfice dépend de la grosseur de son avant-pied. Pour une femme qui a une grosseur supérieure à la 9e, se chausser avec une chaussure de confort représente une dépense non négligeable et peu satisfaisante.

Les chaussures de confort sont généralement bien identifiées dans les magasins dont certains en font une spécialité. Voici quelques marques mais il en existe de plus en plus, certaines réputées d'autres non ou peu connues : Ara, Arche, Arcus, Birkenstock, Clarks, Crocks, Damart, El Naturalista, Finn Confort, JB Rodde, Mayzaud, Méphisto, Modissime, Neut, Remonte, Rieker, Rohde, Romu's, Semelflex, Sioux, Solidus, TBS, Ted Lapidus, etc.

Attention, la marque ne suffit pas. Il n'y a que certains modèles aux caractéristiques évoquées précédemment, qui conviennent aux hallux valgus. Il faut aussi privilégier les modèles à volume variable au niveau métatarsien.

Voici quelques exemples :

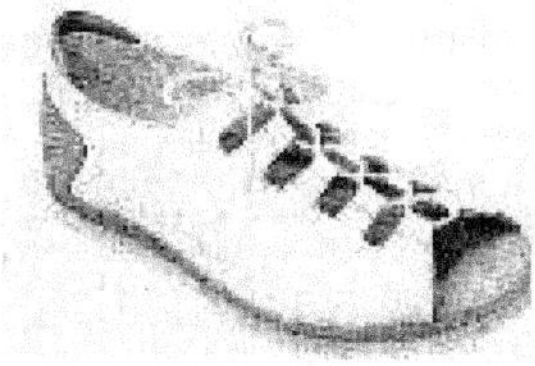

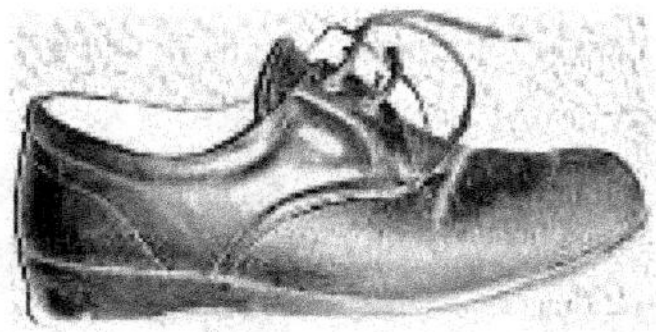

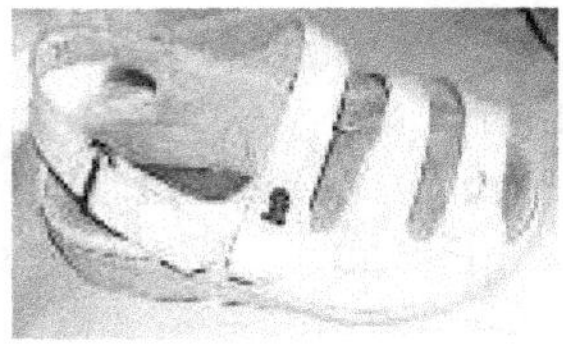

Laçage « cycliste », jusqu'aux orteils | Matériau extensible, élastique à l'avant | Bandes auto-adhésives sur l'avant-pied

Les chaussures pour « pieds sensibles » sont-elles conseillées ?
Certaines ont pris naturellement la dénomination de chaussure de confort. Il s'agit en règle d'une chaussure de bonne qualité au niveau des peausseries, avec une tige* en cuir très souple, une semelle en caoutchouc naturel, un talon peu élevé, souvent compensé, et une grosseur standard entre la 7e et la 8e. Certains modèles existent en deux voire trois « largeurs » différentes parfois connues du commerçant.
Ces chaussures sont fabriquées en petite série et vendues dans des magasins spécialisés expliquant leurs prix de vente élevés. Bien sûr, elles ne conviennent pas aux avant-pieds très volumineux au-delà de la 9e grosseur.
Attention. En général, les souliers dits médicaux conviennent plutôt aux pieds qui justifient le port d'orthèses plantaires ou d'orteils, sans particularité précise au niveau de leur grosseur*.

Faut-il acheter des chaussures chez un bottier ?
Un bottier fabrique des chaussures sur mesure ne bénéficiant d'aucune prise en charge par les organismes sociaux.
Dès que la déviation devient visible, le volume de l'avant-pied dépasse la 8e grosseur*, c'est-à-dire le chaussant* maximum des chaussures de série, même dites de confort. L'avantage chez un bottier réside dans le choix des matériaux, du modèle et de l'esthétique en plus du volume adapté.
L'hallux valgus, quelle que soit sa sévérité, n'est qu'une variante d'un pied normal mais large à l'avant. Dans ce cas, le bottier peut utiliser et adapter une *forme** standard pour sa fabrication. Il s'agit d'un objet censé représenter le pied dans toutes les phases de sa dynamique. La réussite fonctionnelle d'une chaussure en dépend. Il existe très peu de bons *formiers* dans le monde et les meilleurs travaillent plutôt pour des bottiers de luxe ou de marques prestigieuses. Ceci explique en grande partie les différences de prix, de 400 à plus de 2000 euros la paire.
Si l'hallux valgus est associé à d'autres troubles statiques, surtout complexes, il est préférable de s'adresser plutôt à un podo-orthésiste qui gère mieux la dynamique d'un pied pathologique : un pied plat valgus, un pied creux varus, une inégalité de longueur, un pied partiellement amputé, etc.

Quand faut-il abandonner le chaussage traditionnel pour un chaussage « thérapeutique » ?

Cette décision doit se décider essentiellement en fonction de la grosseur* de l'avant-pied. Tant qu'elle reste inférieure à la 8e, une femme peut continuer à se chausser dans le commerce traditionnel. Au-delà de la 8e grosseur* pour une femme, et la 9e pour un homme, il est préférable de passer au port de chaussures *thérapeutiques* si l'on veut éviter des complications.

A partir d'une 12e grosseur, inutile d'essayer de trouver dans le commerce une chaussure industrielle capable de soulager un hallux valgus douloureux, en dehors de très rares modèles d'été de type Tong, ouverts à la racine des orteils. Il faut passer au « sur mesure » chez un bottier ou un podo-orthésiste.

EN RESUME, pour une femme porteuse d'hallux valgus symptomatique :

Mesure de la grosseur* de l'avant-pied
(Périmètre en centimètre x 2 – Pointure en point de Paris*)

Largeur < 6^{e}	7e - 8e largeur	9e – 11e largeur	largeur > 12^{e}
Chaussure standard de série	Chaussure de confort	Chaussure thérapeutique de série	Chaussure thérapeutique sur mesure

Qu'est-ce qu'une chaussure thérapeutique de série (*CHTS*) ?

Il s'agit de chaussures de série atypiques, remboursées forfaitairement par les organismes sociaux, respectant un cahier des charges précis et visant à faciliter le chaussage de pieds ne pouvant pas être chaussés dans des souliers industriels et ne justifiant pas le recours à une chaussure sur mesure.

Les avant-pieds volumineux font partie des indications médicales retenues par ces organismes grâce à la demande dans les années 1980, de l'auteur de cet ouvrage.

Dans le cadre d'une affection de longue durée, la prise en charge est à 100% du forfait. Dans les autres cas, la prise en charge est limitée à 60% de cette somme forfaitaire, complétée par certaines mutuelles. Cependant, le prix de vente reste totalement libre pour le vendeur car il s'agit de fournitures classées en « petit matériel orthopédique ».

Pour une prise en charge par les organismes sociaux, le patient doit avoir une prescription médicale sur ordonnance indépendante et acheter la ou les chaussures chez un revendeur agréé en petit appareillage orthopédique, un pharmacien orthopédiste, un orthopédiste-orthésiste-podologiste ou certains podo-orthésistes.

Comme pour toute fabrication de chaussure, de série ou sur mesure, le fabricant utilise des *formes* adaptées.

Exemples de formes :

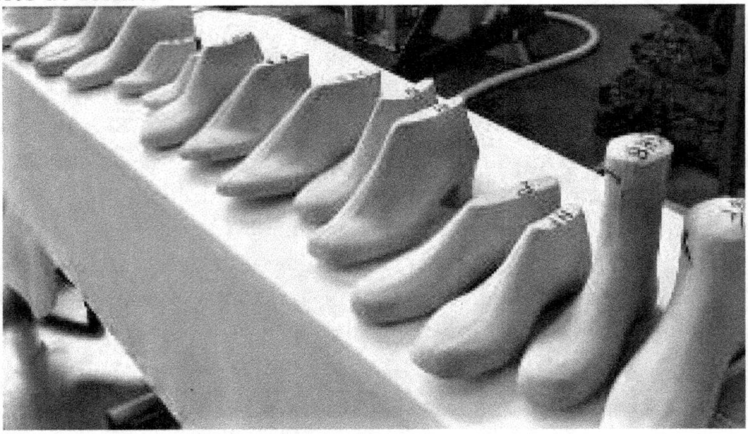

Un peu d'histoire.
Depuis 1977, les organismes sociaux prennent en charge, quel que soit l'âge du patient, des chaussures de série destinées aux pieds pathologiques non adaptés aux articles du commerce mais ne justifiant pas l'attribution de chaussure orthopédique. En 1980 apparaissent les CH.P.S., chaussures pour pied sensibilisé (Journal Officiel (J.O.) du 17 décembre 1980), destinées à appareiller des anomalies temporaires ou variables du pied, non précisées. Deux modèles sont décrits au cahier des charges : une orthèse à élargissement variable de la tige, l'autre à semelle rigide.
Après l'arrêté du 19 août 1983, ces chaussures médicales deviennent les CH.A.P., chaussures pour anomalies des pieds. Le cahier des charges modifié, qui accompagnait ce changement de nomenclature (J.O. du 01-09-1983), répondait plus à une qualité technique de l'orthèse qu'à son adaptation à une quelconque pathologie justifiant son attribution.

Le nouveau cahier des charges publié au J.O. du 11 janvier 1992 donne naissance aux chaussures thérapeutiques de série (CH.T.S.) avec deux catégories : « chaussure thérapeutique à usage temporaire ou CH.U.T. » ou « à usage prolongé ou CH.U.P. ». L'auteur de ce livre a personnellement participé aux différentes commissions interministérielles pour la rédaction du cahier des charges et a proposé cette nouvelle dénomination de *chaussures thérapeutiques,* toujours en vigueur depuis près de 40 ans, ainsi que, plus récemment, le respect de grosseurs* supérieures à celles des chaussures de série industrielles. En effet, depuis 2018, les textes légaux imposent que la forme utilisée pour la fabrication d'une chaussure thérapeutique soit au moins égale à une 6e grosseur pour les enfants et les adolescents, une 7e pour les femmes et une 9e pour les hommes répondant ainsi à ma suggestion par lettre au président de la Haute Autorité de Santé en 2014. Un grand sujet de satisfaction personnelle !

Quand utiliser une chaussure thérapeutique à usage temporaire ?

Les CH.U.T. ou chaussures thérapeutiques de série à Usage Temporaire, ressemblent plus à des articles chaussant qu'à des souliers. Une avancée majeure dans la prise en charge médicale de certaines souffrances du pied.

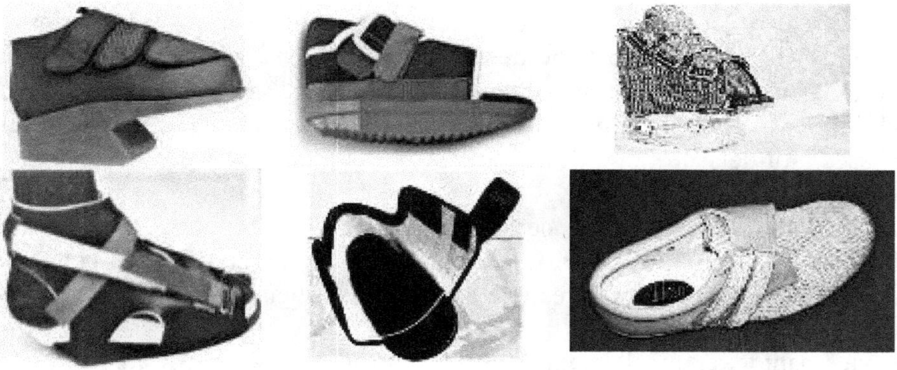

Ces CH.U.T. conviennent pendant les premiers jours qui suivent une intervention chirurgicale du pied mais aussi au cours du traitement d'un pied traumatisé, d'une plaie, d'une lésion ou d'une poussée de maladie chronique (plaie, mal perforant diabétique, arthrite), entre autres. Elles sont indiquées pour des pieds très gonflés, douloureux, peu mobiles ou nécessitant une décharge partielle soit de l'avant-pied soit du talon selon le modèle.

Depuis quelques années, la Haute Autorité de Santé a décidé de donner un agrément à toute chaussure répondant à un cahier des charges « générique » dans l'une des trois indications médicales suivantes :

- décharge de l'avant-pied
- décharge de l'arrière pied
- augmentation de volume de l'avant-pied. Cette dernière indication concerne tout particulièrement de nombreux pieds avec hallux valgus.

Cette décision administrative a entrainé des dérives de la part des fabricants qui proposent de véritables chaussures qui revendiquent le label CH.U.T. comme le dernier modèle en bas à droite sur la figure ci-dessus. Cette dérive risque de coûter cher aux organismes sociaux et d'aboutir au non remboursement dans quelques années.

Les CH.U.T. bénéficient d'une garantie de 3 mois sur la fabrication, la finition et la qualité, à partir de la date de livraison. La prise en charge par les organismes sociaux ne concerne que le pied malade en cas d'atteinte unilatérale ou de portage d'un pilon. Attention, il n'y a pas de renouvellement possible car *temporaires* par définition. La prise en charge se limite actuellement à 55,02 € l'unité et le taux de remboursement de la Sécurité sociale est de 60 % en dehors d'une affection de longue durée.

Elles s'utilisent dans des affections articulaires et cutanées... En théorie, pour des pieds incompatibles avec le port de chaussures standards du commerce.

Quand utiliser une chaussure thérapeutique à usage prolongé ?
La CH.U.P. est une chaussure de série à Usage Prolongé voire définitif. La procédure d'agrément de ces modèles est plus complexe et plus lourde financièrement pour un fabricant ce qui explique le nombre limité d'articles entrant dans cette catégorie.
Le texte paru au Journal Officiel le 20 octobre 2006, permet la prescription d'une CH.U.P. à un patient de moins de 18 ans, en cas d'avant-pied volumineux, mais seuls certains spécialistes (pédiatre, neurologue, chirurgien) peuvent délivrer l'ordonnance pour bénéficier d'une prise en charge. Au-delà de l'âge de 18 ans, la prescription reste possible par tout médecin.
La garantie s'étend sur une période de 6 mois avec une prise en charge à hauteur de 71,65 €, la paire. Elles sont prises en charge à 100 % pour une lésion du pied en rapport avec une affection de longue durée (ALD), à 60% dans les autres cas.
Concernant le renouvellement, un assuré a droit à une paire par an, s'il a plus de 18 ans, au moment de la date d'achat, une fois tous les 6 mois s'il a moins de 18 ans.

Où se procurer des chaussures thérapeutiques de série ?
Il existe plusieurs sites de vente en ligne spécialisés sur Internet qui vendent des chaussures thérapeutiques. Les chaussures sont accompagnées de fiches descriptives et d'un éventuel code LPP ou Liste des Produits et Prestations pour connaître leur base de remboursement en tant que CH.U.T. ou CH.U.P.
On peut également en trouver en pharmacie orthopédique ou chez la plupart des revendeurs agréés orthopédiste-orthésistes-podologistes et certains podo-orthésistes.
Rappelons que certaines mutuelles prennent en charge les 40 % du reste à charge des CHTS mais il faut bien se renseigner sur le prix de vente qui reste libre et sur les garanties incluses afin d'éviter les mauvaises surprises.
Il existe de plus en plus de marques spécialisées en chaussures thérapeutiques : Adour, Pulman, Bruman, Scholl, Dr Comfort, Foot Care, Francis Lavigne Développement (FLD), Gibaud, Neut, Podartis, Podowell…

Contrairement à certaines idées préconçues, les derniers modèles proposés bénéficient d'une nette amélioration esthétique. Certaines de ces chaussures thérapeutiques de série sont presque aussi belles que des modèles classiques, les fabricants s'employant à améliorer progressivement l'esthétique de leurs produits. Tous les créateurs européens ont accès au marché en France, en particulier les Italiens, les Espagnols, les Allemands…

Qu'est-ce qu'une chaussure orthopédique ?
Aussi appelée *podo-orthèse* ou *chaussure thérapeutique sur mesure*, elle répond également à un cahier des charges précis, indiqué uniquement pour

un pied pathologique ne pouvant plus bénéficier de chaussure de série standard ou thérapeutique.
Elles font partie du grand appareillage orthopédique ce qui implique que le prix de vente reste imposé par les caisses et permet à l'assuré d'obtenir une prise en charge par les organismes sociaux à 60% (cas général) ou 100% (dans le cadre d'une affection de longue durée).

La prescription de la première paire doit obligatoirement être rédigée sur une ordonnance indépendante de toute autre produit par un spécialiste comme un rhumatologue, un chirurgien orthopédiste, un rééducateur fonctionnel ou un autre spécialiste reconnu par les organismes sociaux. La prise en charge concerne deux paires pour la première année puis une paire par an si le mauvais état de la dernière paire le justifie. D'ailleurs, il existe des forfaits de réparation, pris en charge, pour tous les constituants de la chaussure à savoir la tige*, la semelle ou l'orthèse intérieure. Tout médecin peut renouveler l'ordonnance pour le remplacement d'une ancienne paire de chaussures thérapeutiques sur mesure.

En fonction de la gravité des lésions du pied, le médecin prescrit une chaussure thérapeutique sur mesure de classe A ou B, correspondant à un forfait selon la complexité du travail calcéologique* à réaliser.
Pour un avant-pied avec un hallux valgus volumineux, la prescription d'une chaussure thérapeutique sur mesure dite de classe A se justifie.
En cas d'une déformation plus complexe et globale du pied le patient bénéficie d'une classe B qui permet à l'artisan de facturer un tarif supérieur aux organismes de prise en charge. Voici des exemples de cas relevant d'une classe B : hallux valgus plus une bascule complète du pied en médial*, une arthrose*, une destruction ostéoarticulaire due à un diabète ou pied de Charcot, un rhumatisme, une maladie neurologique et autres associations plus rares.
Cette chaussure thérapeutique étant véritablement sur mesure, le patient a une grande liberté de choix quant à la couleur, au modèle dans le respect des possibilités techniques et à la peausserie avec un supplément non pris en charge en cas de demande très particulière (daim, soie, etc.)

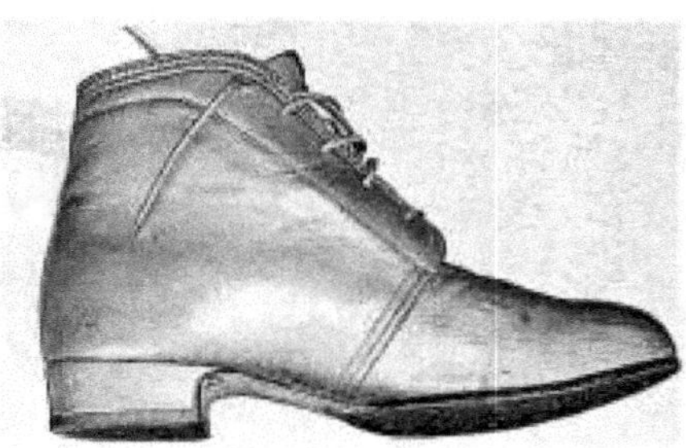

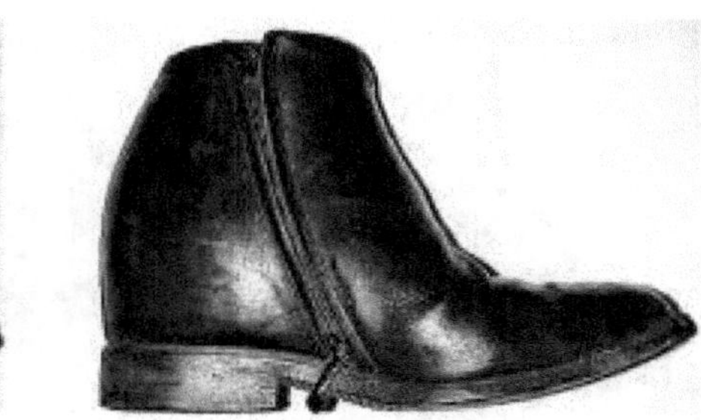

Exemples de chaussures orthopédiques à tige haute

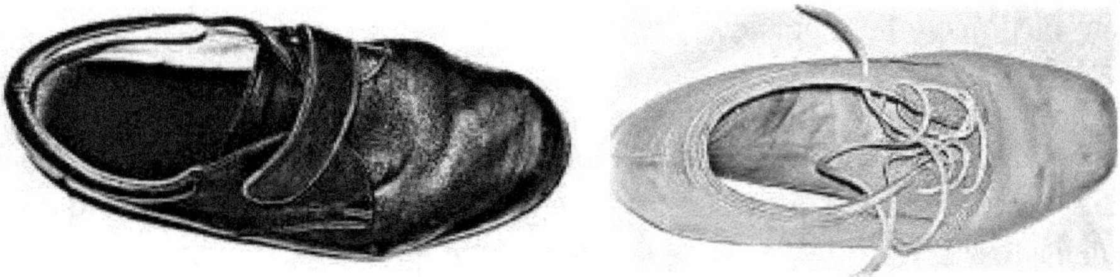

Exemples de chaussures orthopédiques à tige basse

Pour en savoir plus sur la base de remboursement de ces podo-orthèses, vous pouvez consulter la base de recherche de la Liste des Produits et Prestations (LPP), sur votre site Ameli.

> Toujours accepter, comme premier traitement, de porter une chaussure adaptée en grosseur*, standard ou thérapeutique, quelle que soit la souffrance en cause. Sinon, la douleur n'a aucune signification probante pour une éventuelle chirurgie *!*

II/ Autres traitements orthétiques

En dehors de la chaussure, véritable orthèse globale d'un pied, il existe de nombreux petits appareillages orthopédiques qui peuvent soulager certaines souffrances liées à un hallux valgus.

Faut-il porter une orthèse plantaire (ex-semelle orthopédique) ?

L'orthèse plantaire ne joue aucun rôle direct dans la prise en charge d'un hallux valgus. Comme nous l'avons vu, l'origine congénitale est squelettique : *metatarsus varus**, brièveté du 1er métatarsien, canon égyptien*, quintus varus, hyperlaxité, etc. Seule une intervention chirurgicale peut prétendre modifier ces caractéristiques anatomiques, d'où l'abandon du terme orthopédique pour une semelle.

L'orthèse plantaire se justifie en cas de métatarsalgie* plantaire non complètement soulagée par un bon chaussage, car elle améliore la répartition des charges sous le métatarse. On peut y adjoindre un *aileron latéralisé médial**. Bien placé, en regard de la diaphyse du premier métatarsien, il protège la zone saillante de l'hallux valgus du frottement par son épaisseur et limite la déviation médiale*, donc le *metatarsus varus* du 1er métatarsien.

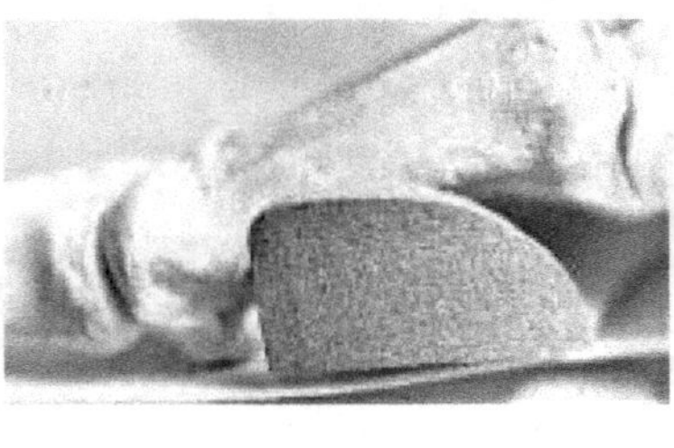

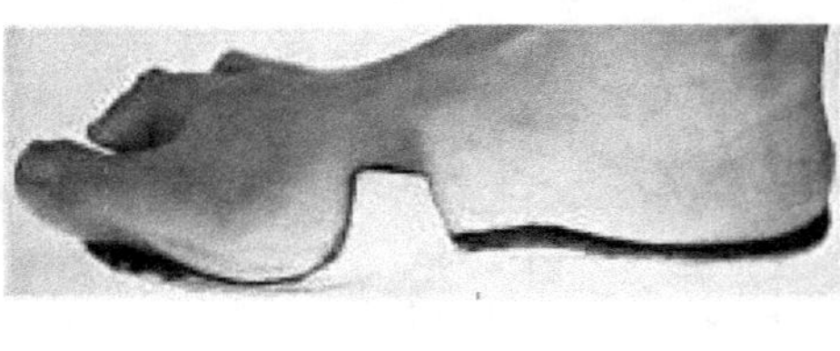

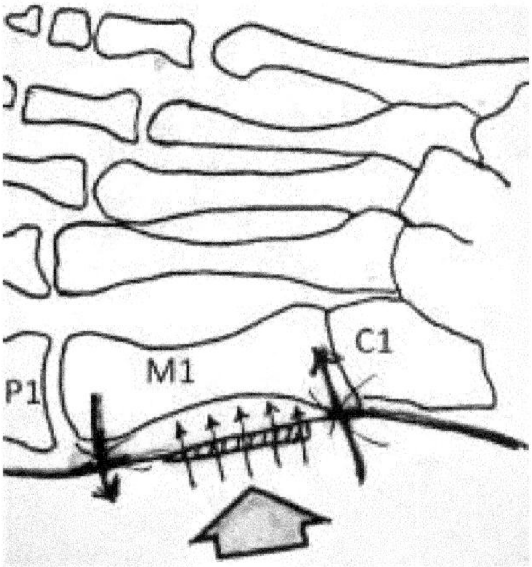

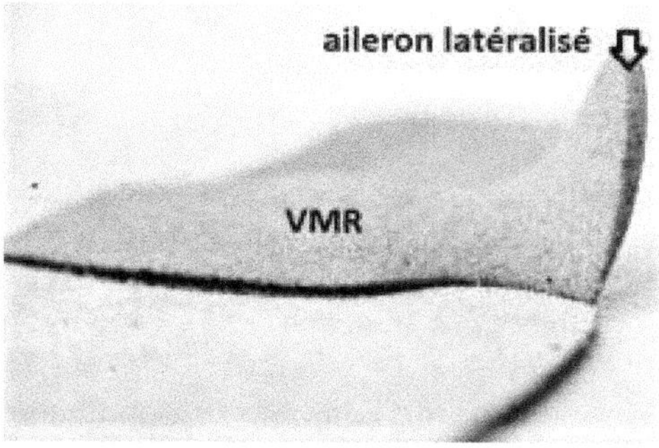

VMR : voute métatarsienne rétrocapitale

Orthèse plantaire avec *aileron latéralisé médial.*

Cette orthèse plantaire et médiale a pour objectif de limiter la déviation du premier métatarsien en dedans et d'écarter la première tête métatarsienne de la tige* de la chaussure.

Elle peut aussi rendre service en cas de douleur du métatarse due à l'une des complications transitoires, relativement fréquentes en cas d'hallux valgus à savoir une fracture de fatigue* d'un métatarsien, une pathologie sésamoïdienne, une arthrose* débutante de la première articulation MTP ; dans ce dernier cas, un support rigide comme base de l'orthèse plantaire limite la mise en flexion dorsale du gros orteil et la douleur.
En cas de métatarsalgie*, l'orthèse doit comporter un élément en relief sous le métatarse, dans l'idéal une Voute Métatarsienne Rétrocapitale (VMR). Ce dispositif avec VMR et aileron latéralisé a été conçu par l'auteur de ce livre et a fait l'objet d'un dépôt de brevet auprès de l'Institut National de la Propriété Industrielle le 7 juin 1991, donc actuellement dans le domaine publique.
Attention : le port de toute orthèse occupe un certain volume qui risque de déclencher ou d'aggraver les pathologies de compression. L'adaptation du chaussage s'impose en particulier dans le choix du modèle et de sa grosseur++.

Existe-t-il une orthèse plantaire pour douleur plantaire ?
Quelle que soit l'origine de la douleur plantaire, il existe une orthèse plantaire qui peut améliorer le symptôme sans modifier le squelette.
L'orthèse plantaire décrite précédemment convient pour la plupart des métatarsalgies.
Pour une douleur sous la première tête métatarsienne comme une lésion d'un sésamoïde, on ajoute un coussin amortissant doux sous les os sésamoïdes.

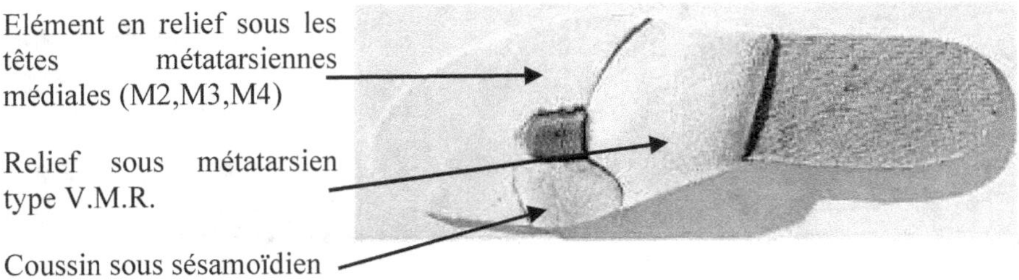

Pour douleur médio plantaire ou métatarsalgie plantaire diffuse :

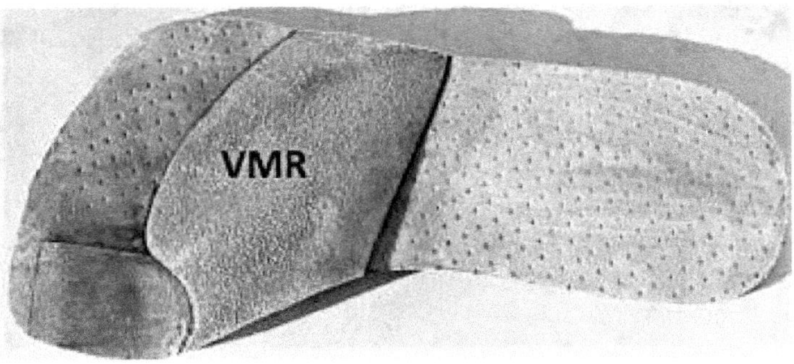

En revanche, pour la déviation de l'hallux valgus, l'orthèse plantaire a plutôt un rôle aggravant en raison de la place qu'elle occupe ; il y a incompatibilité dans une chaussure entre un pied bossu large et une orthèse plantaire.
Voici un exemple de lettre d'un confrère qui ne sait plus comment soulager une de ces patientes qui refuse toute nouvelle intervention :

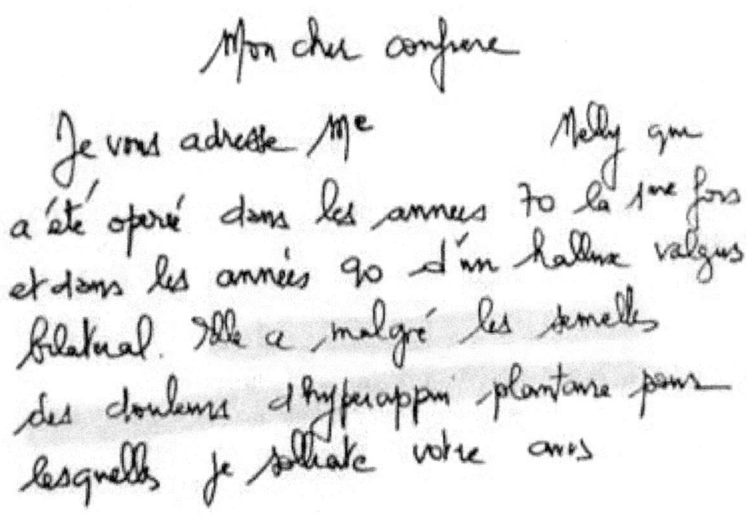

Mon cher confrère

Je vous adresse Me Nelly qui a été opéré dans les années 70 la 1re fois et dans les années 90 d'un hallux valgus bilatéral. Elle a, malgré les semelles des douleurs d'hyperappui plantaire pour lesquelles je sollicite votre avis

Comme dans la plupart des cas identiques, la solution se réduit à un bon chaussage adapté !

J'ai l'impression que mon orthèse plantaire ne change rien ; pourquoi ?
En dehors de l'orthèse plantaire décrite ci-dessus, les autres éléments en relief jouent un rôle plutôt péjoratifs, sans action sur l'évolution de l'hallux valgus, sans effet antalgique mais occupant plus ou moins de place, autant de volume supprimé nuisible pour un avant-pied chaussé.
Tout orthésiste devrait proposer, dans un premier temps, plutôt une chaussure adaptée. En cas de proposition d'une orthèse plantaire, toujours commencer par un support simple comportant peu d'élément en relief afin d'occuper un minimum de place dans la chaussure.

Contrairement à une idée reçue, l'orthèse plantaire standard n'a pas sa place dans le traitement habituel de l'hallux valgus peu symptomatique quel que soit son stade.

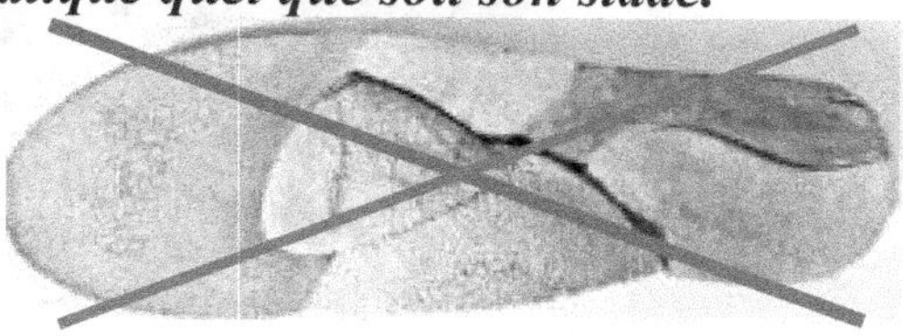

En revanche, il existe plusieurs petites orthèses très utiles et efficaces si elles sont adaptées et prescrites à bon escient.
Faut-il utiliser un redresseur ou attelle d'orteil ?
Les redresseurs souples de gros orteil comportent généralement un système de rappel élastique visant théoriquement à s'opposer à la déviation. Ils sont souvent proposés dans des catalogues de vente par correspondance et bénéficient de publicité à la télévision.
En réalité, ils s'avèrent peu utiles. Ils agissent uniquement sur la douleur transitoire en cas de distension médiale* de la capsule articulaire, lésion rare et transitoire. Le fait de mieux positionner le gros orteil par rapport au 1er métatarsien soulage. Un redresseur élastique n'exerce pas de tension suffisante pour réaligner en permanence un hallux surtout pied chaussé.

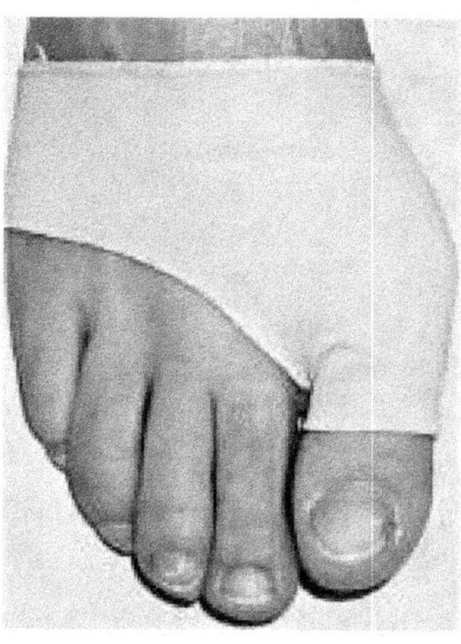

Redresseur en matériau élastique

Les redresseurs ou attelles rigides ne s'appliquent que pendant la nuit, leurs dimensions étant incompatibles avec le chaussage. Or l'hallux valgus, trouble dynamique par excellence, ne s'aggrave qu'en marchant !
Il n'y a aucun avantage à faire faire un redresseur sur mesure comparé aux orthèses du commerce.

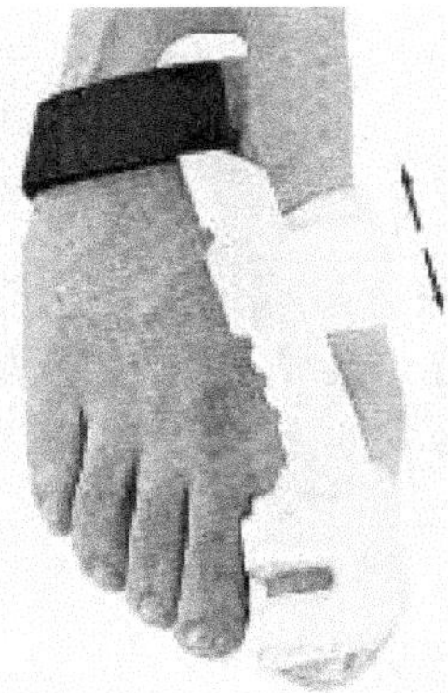

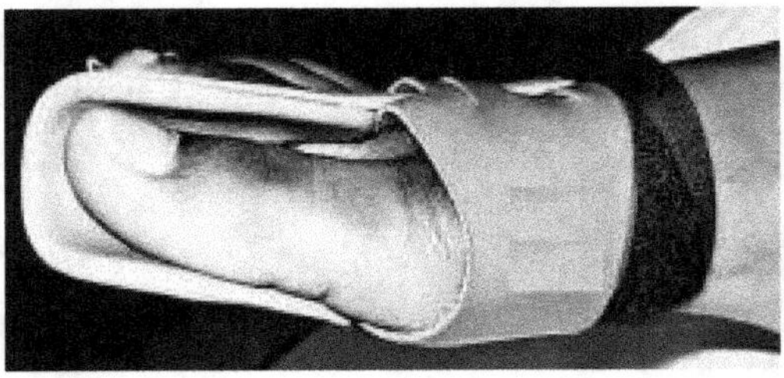

Redresseur Valco de Neut Autre type de redresseur ou attelle rigide

Mon cordonnier me propose d'élargir ma chaussure ; est-ce nécessaire ?
Certains cordonniers proposent de modifier la tige* en regard de la saillie de l'hallux valgus grâce à une « pince à oignon ». Cette action apporte une légère amélioration en assouplissant la peausserie dans la zone de conflit d'une chaussure neuve à tige en cuir relativement rigide.
En aucun cas, un ustensile permet de gagner de la grosseur, d'augmenter le volume du chaussant*. Pour donner un aspect esthétique aux chaussures occidentales, on utilise tout le prêtant de la peausserie de la tige, en cassant son élasticité. Seules les chaussures de type mocassin souple comme celles portées par les Indiens d'Amérique ont une tige adaptable, extensible, lui conférant le vocable de seconde peau. Des chaussures à tige tressée peuvent aussi bénéficier d'un élargissement mais limité car leur fragilité relative expose à la perforation en regard des bosses du pied.

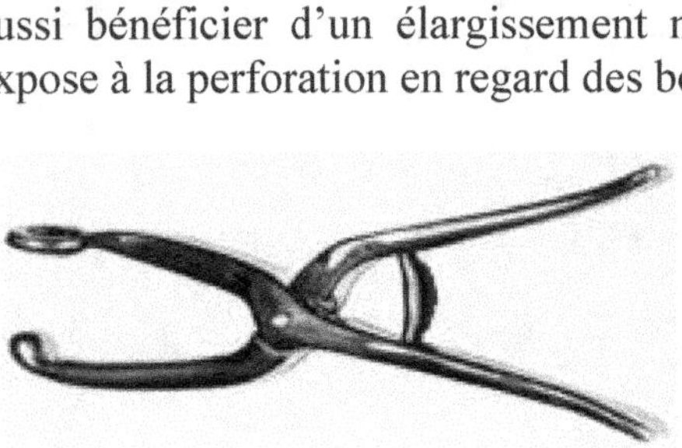

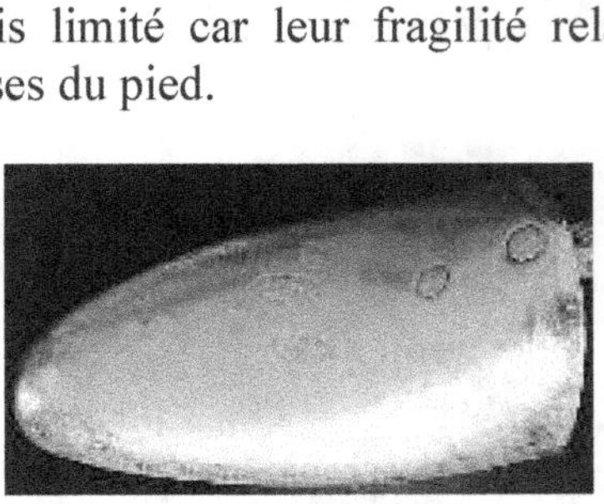

Pince à oignon Embauchoir

Il existe plusieurs recettes pour élargir des chaussures neuves : y placer deux sacs de congélation remplis d'eau au congélateur pendant une nuit ; ou, au contraire, y placer deux sacs congélation remplis d'eau très chaude pendant

une nuit ; les porter quelques jours avec des chaussettes épaisses ; les bourrer de plusieurs boules compactes de papier journal légèrement humidifié et les laisser sécher 24 heures à l'air libre ; etc. En fait, toutes ces techniques ne font qu'accélérer l'assouplissement de la tige* mais ne permettent pas de gagner le moindre millimètre en périmètre !
Le même résultat peut s'obtenir en massant la tige avec de la vaseline, de la glycérine ou de l'huile de ricin. Certaines de ces astuces doivent être évitées sur certains matériaux comme le daim, le nubuck, le mouton ou l'agneau retourné, le cuir suédé… au risque de laisser des traces et détériorer la tige*.

Assouplir n'est pas élargir

Mon podologue me propose une orthoplastie ; qu'est-ce que c'est ?
Il s'agit d'une orthèse amovible visant à maintenir, soulager ou corriger un orteil gênant lors de la marche pied chaussé.
Il existe plusieurs types de petit appareillage pour hallux valgus, commercialisés en série ou confectionnés sur mesure. Aucune de ces orthèses ne supprime la saillie d'une 1re tête métatarsienne et toutes occupent un volume supplémentaire non négligeable qui réduit le chaussant*.

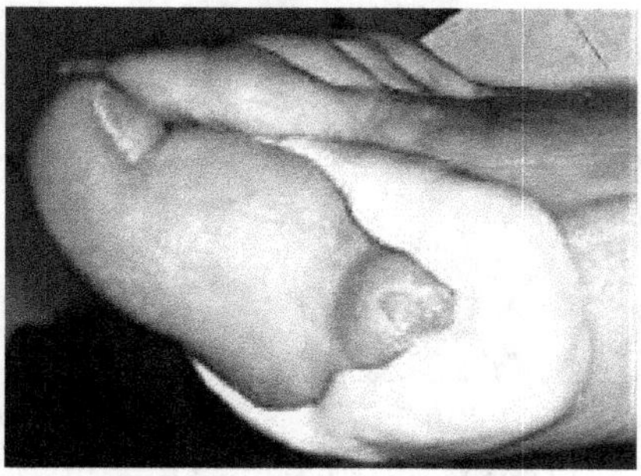
Protecteur d'oignon sur mesure

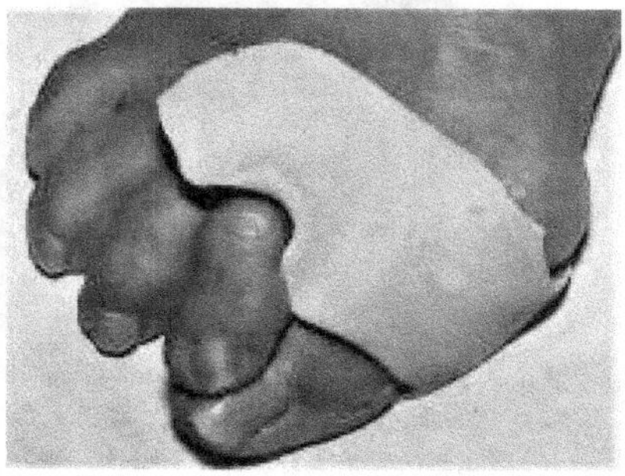
Double protecteur de la 1ère tête M1 et la griffe du 2e orteil

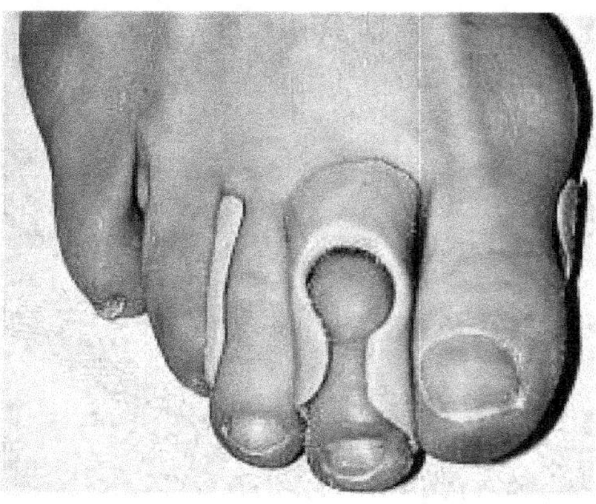
Orthoplastie sur mesure, en silicone, à visée correctrice d'une griffe du 2e orteil.

Abaissement du 2e orteil par des contre-appuis sous les 1er et 3e orteils.

Quel est le rôle d'une orthoplastie ?
Ce petit appareillage orthopédique vise à reporter les frottements de la tige* en dehors des zones douloureuses de conflit. Il ne s'utilise qu'à titre symptomatique et transitoire dans des indications précises, en particulier pour un cor douloureux ou une lésion cutanée sur orteil en griffe, etc.
Un écarteur inter orteils diminue un conflit entre deux orteils adjacents, pour soulager un œil-de-perdrix* par exemple, ou entre la 1re tête métatarsienne et la tige* pour éviter une plaie ou une bursite*.
Il existe de nombreux accessoires de type orthoplastie vendus en pharmacie, parapharmacie ou sur catalogue de vente par correspondance. Chaque orthèse nécessite en général un bricolage d'adaptation pour obtenir une légère efficacité. En cas de difficulté, le conseil d'un pédicure-podologue s'avère utile.

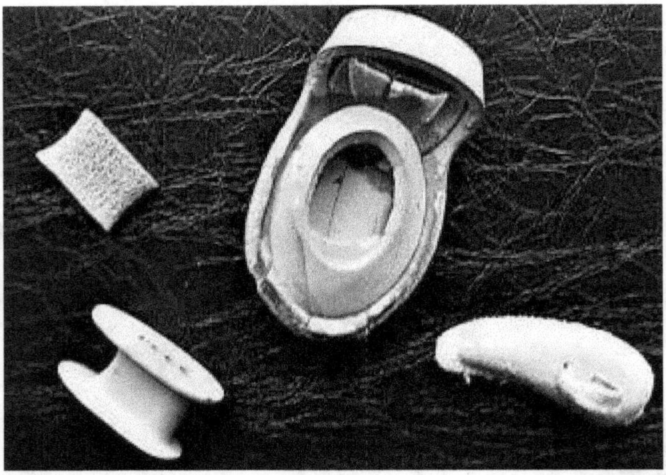

Exemples d'orthoplasties de série : deux *écarteurs* inter-orteils à gauche ; un *protège-oignon* au milieu et un *redresseur* d'orteil en griffe en bas à droite.

Faut-il mettre un écarteur entre le 1er et le 2e orteil ?
Cette technique souvent proposée ou imaginée par les consultants atteints d'hallux valgus, est plus nuisible que bénéfique.

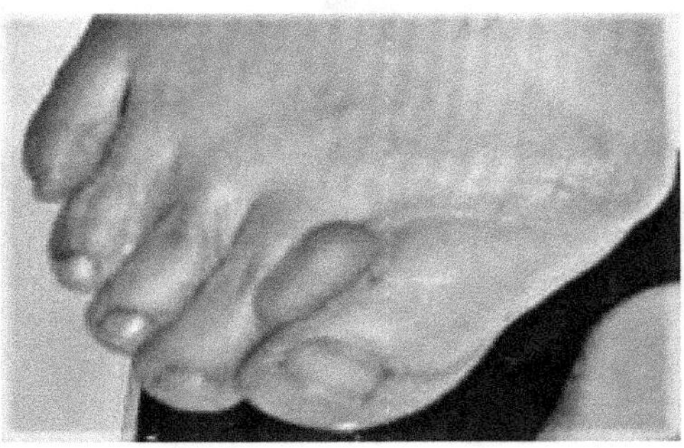

L'hallux étant dominant par rapport aux petits orteils, placer un écarteur entre les deux premiers orteils aboutit à aggraver la déviation de tous les petits orteils en latéral*.
L'écarteur, standardisé ou sur mesure, placé entre le 2e orteil et l'hallux, dans l'espoir de le redresser, est une aberration sur le plan mécanique. Il accroît le *metatarsus varus**, un des principaux facteurs favorisants de l'hallux valgus, encombre le chaussant* (donc augmente la compression) et favorise les conflits entre les petits orteils.
Il a un intérêt dans le traitement transitoire d'un cor entre deux orteils, ou œil-de-perdrix* douloureux, provoqué par un conflit inter-orteil fréquent en cas d'hallux valgus compressé dans une chaussure trop étroite.

Quelle est la place des emplâtres vendus en pharmacie ?
Il s'agit de coussinets adhésifs visant à supprimer tout frottement en regard de la saillie de la première tête métatarsienne. Ils sont annulaires ou en plaque à découper. Bien positionnés, ils soulagent rapidement les lésions dues au frottement de la tige*.

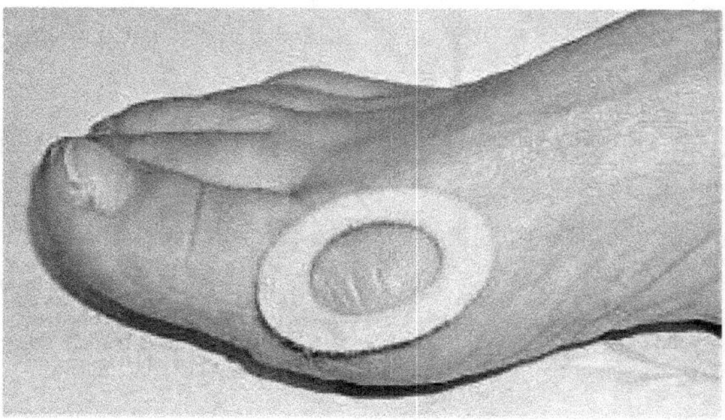

Emplâtre annulaire prédécoupé, placé ici pour soulager la première tête métatarsienne

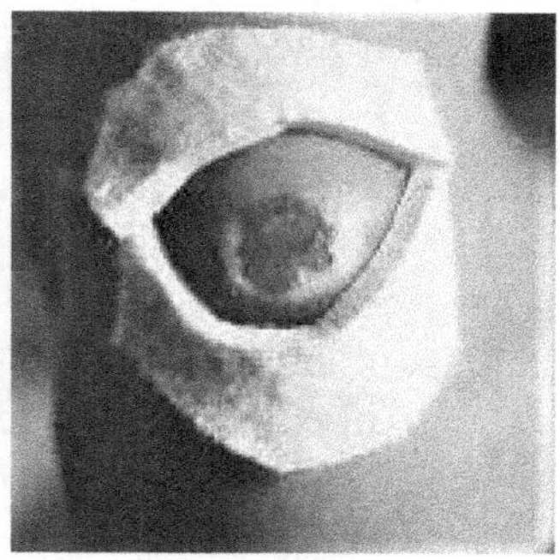

Plaque découpée en regard d'une ampoule

Cinq remarques s'imposent :
- leur efficacité dépend de leur épaisseur qui doit être supérieure à celle de la saillie à protéger ; le frottement de la tige doit être reporté en avant et en arrière de la bosse en cas d'hallux valgus
- leur diamètre doit être légèrement supérieur à celui de la zone saillante pour éviter tout phénomène d'aspiration de la peau avec risque de brûlure par frottement ou asphyxie cutanée
- l'emplâtre prend du volume et aggrave la compression globale de l'avant-pied
- il se décolle plus ou moins rapidement en fonction de l'activité et du degré de compression
- sa durée de vie ne dépasse pas une journée d'où un prix de revient dissuasif.

A n'utiliser que de façon transitoire, en cas de souffrance intense.

Mon pharmacien me propose une chaussure « médicale » ; est-ce une bonne solution ?

Il n'existe pas de chaussure médicale standard pour hallux valgus. Chaque cas est particulier. Il faut mesurer le périmètre de son avant-pied dans sa partie la plus large afin de déterminer sa propre *grosseur** [voir chapitre précédent]. Une bonne chaussure respecte le volume de l'avant-pied.

Une chaussure médicale digne de ce nom doit indiquer la longueur (« pointure ») et sa grosseur* (volume). L'essayage avec quelques pas en magasin ne suffit pas. Tout avant-pied augmente de volume après une marche prolongée, surtout après une heure d'activité debout.

Je protège mon oignon mais il continue de me faire mal; pourquoi ?

Dans ce cas, la douleur de l'oignon provient probablement de l'augmentation de la compression dans une chaussure trop étroite. Protéger l'oignon* en le couvrant d'un matériau amortisseur élargit la surface de contact donc diminue la pression locale mais augmente la force de compression dans les chaussures portées habituellement. Selon quelques souvenirs de physique du collège, la pression P se définit par un rapport entre la force F qui s'exerce sur une surface S ; la mesure de cette pression se résume à cette équation :

$$P \text{ pression} = F \text{ force} / S \text{ surface}$$

Lors de la marche dans les chaussures habituelles, donc à volume constant, la protection de la bosse par l'interposition d'un amortisseur (emplâtre ou ouate) aboutit à une faible diminution de la Force locale et à une augmentation minime de la surface de frottement local ; au total, la Pression globale ne diminue pas et parfois augmente en regard de la bosse. La compression de l'avant-pied chaussé s'accroit ainsi que la douleur.

III/ Traitements médicaux locaux adaptés

Certaines lésions dues à l'hallux valgus nécessitent d'autres traitements médicaux en dehors des orthèses.

Comment traiter une ulcération sur l'oignon ?

Pendant toute la période de soins, il faut bannir le port de chaussure top serrée. Il est même fortement recommandé de ne porter que des chaussures thérapeutiques de série à usage temporaire (CH.U.T.) pour accélérer la guérison.

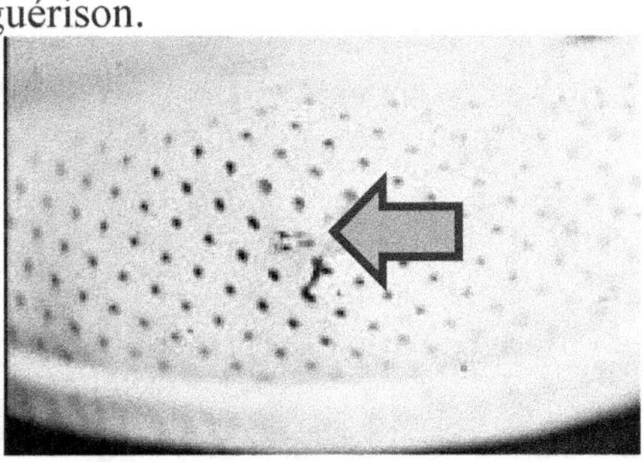

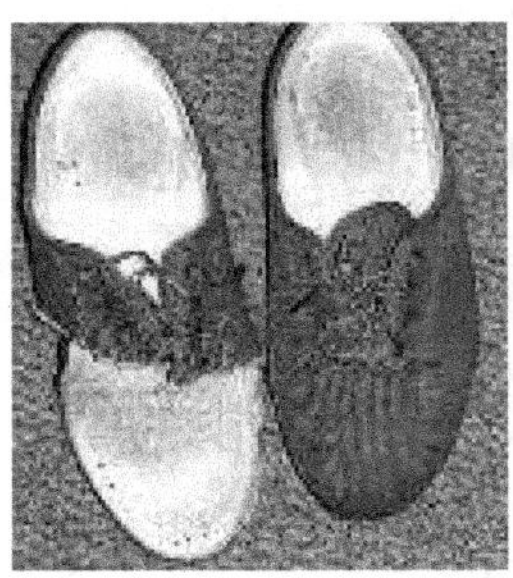

Un des premiers gestes d'urgence consiste à supprimer tout frottement de la tige* en regard de la saillie osseuse. Certains consultants trouvent eux-mêmes une solution transitoire efficace.
En cas d'ulcération, les soins locaux sont relativement simples : lavage à l'eau et au savon de Marseille à pH neutre, rinçage au sérum physiologique ou avec un antiseptique incolore, séchage et application d'un pansement de recouvrement, non adhérent pour protéger la plaie et maintenir un certain degré d'humidité locale.
Un écoulement, purulent ou pas, justifie la consultation du médecin traitant qui prescrira un pansement spécialisé : hydrogel pour une plaie sèche ou une nécrose, hydrocellulaire ou hydrocolloïde pour une plaie suintante, alginate ou hydrofibre pour une plaie exsudative, charbon et/ou argent pour une plaie malodorante ou infectée.
Le recours à une infirmière se justifie pour la réfection du pansement tous les deux jours jusqu'à cicatrisation, surtout en cas de maladie qui prédispose à des troubles trophiques : diabète mal équilibré, artérite*, rhumatisme inflammatoire, maladie neurologique avec perte de sensibilité...

Comment traiter une rougeur qui devient douloureuse sur l'oignon ?
Le premier geste, indispensable, consiste à abandonner définitivement la chaussure qui a provoqué le conflit. L'application d'un emplâtre protège-oignon se justifie dès les premiers jours si un chaussage à risque s'impose sur le plan professionnel.
Pour l'érythème*, un simple glaçage local suffit : 10 à 15 minutes toutes les heures à domicile ; ne pas oublier d'intercaler un linge entre la peau et le pack de glace afin d'éviter toute brûlure par le contact d'un froid intense.

Existe-t-il des traitements médicaux pour un hallux valgus ?
Un traitement médical doit toujours être tenté en première intention. Cette attitude a comme premier avantage de gagner du temps ce qui favorise la guérison spontanée de la plupart des lésions décrites ci-dessus. Des mesures simples suffisent parfois pour soulager un hallux valgus symptomatique : un chaussage basé sur le port d'un modèle offrant un chaussant* suffisant, une orthoplastie de série ou sur mesure, une contention par bandage, une séance de pédicurie ou de kinésithérapie, l'application de produits pharmaceutiques en topiques, entre autres.
Le traitement médical peut réduire voire supprimer toute douleur de l'hallux mais reste impuissant à réduire le volume de l'avant-pied ainsi que les mesures d'angles anatomiques de *metatarsus varus** et d'hallux valgus.

Faut-il faire de la rééducation d'orteil ?
Pour éviter une aggravation de la déformation, il suffit de s'opposer à la rétraction des muscles qui s'insèrent sur le gros orteil, appelés extenseurs et fléchisseurs propres. Il faut conseiller de marcher le plus souvent possible en

tong, véritable chaussure rééducative, et d'entretenir la longueur et l'élasticité des petits muscles locaux par une auto-rééducation.
Le meilleur exercice consiste à relier les deux hallux par un gros élastique, ou une petite ceinture, placé au niveau de leur phalange proximale* (le plus près possible de la racine), d'écarter les deux pieds pour placer les hallux en adduction* et de faire des mouvements de flexion-extension répétés pendant 5 à 10 minutes. Une séance par jour, quasi quotidienne, associée à un bon chaussage évite l'aggravation.

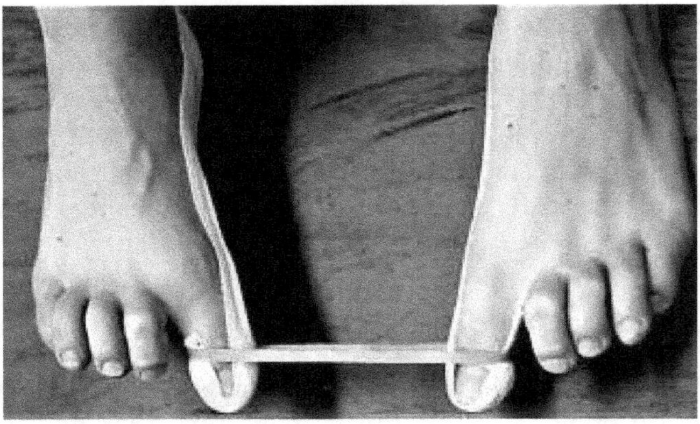

Un bandage particulier peut être réalisé pour éviter la déviation du gros orteil lors de la marche pied chaussé comme illustré ci-dessous.
Cependant, les bandages présentent plusieurs défauts : la mise en œuvre prend du temps et nécessite de bien positionner l'hallux en adduction* (vers l'intérieur, opposé à la déviation naturelle), la bande a une efficacité réduite dans le temps à environ deux ou trois heures, la peau n'accepte pas plusieurs jours de suite ce type de bande auto-adhésive non extensive.
De plus, l'exercice favorise l'aggravation du *metatarsus varus**.
En revanche, ce strapping s'avère très utile pour une circonstance exceptionnelle qui justifie le port de chaussures d'apparat pour quelques heures.

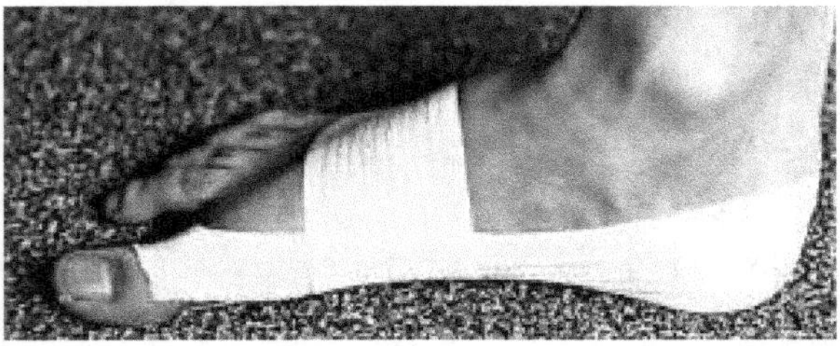

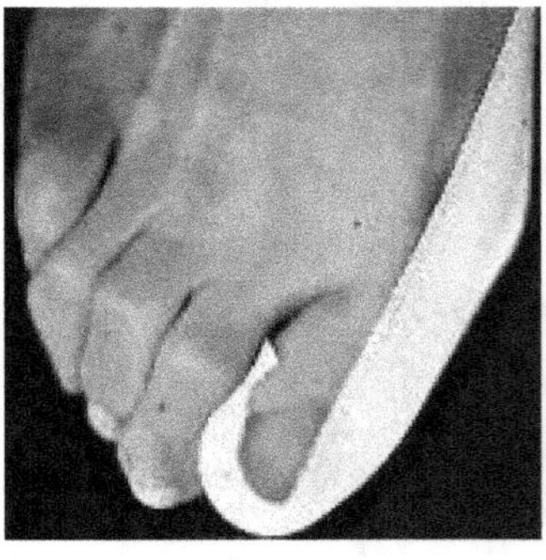

Le bandage transversal de tout le métatarse (à gauche) s'avère utile pour limiter l'aggravation du *metatarsus varus**.

En cas de griffe associée des petits orteils, il faut les mobiliser en s'opposant à leur déformation. La posture doit être maintenue au moins 5 minutes et répétée le plus souvent possible dans la journée. Après un mois de travail quotidien, l'attitude en griffe disparaît si les ligaments n'ont pas atteint une rigidité en cas de rétraction ancienne et s'ils ne sont pas rompus. L'orteil redevient fonctionnel. Dans ce cas, le port d'une orthèse plantaire de décharge de la tête métatarsienne concernée se justifie pour améliorer la répartition des charges à l'avant-pied et éviter la récidive.

Comment traiter une douleur articulaire du gros orteil ?

En cas de mobilisation douloureuse de l'hallux, le plus souvent en flexion dorsale, quelle que soit la cause, il faut privilégier le port de chaussure à semelle rigide ne pliant pratiquement pas au niveau de la racine des orteils. Dans ce cas, l'articulation reste peu sollicitée lors du déroulé du pas ce qui supprime ou réduit fortement la douleur mécanique.

Un strapping comme montré ci-dessous peut aussi soulager l'articulation. Son objectif, limiter au maximum la flexion du gros orteil vers le haut.

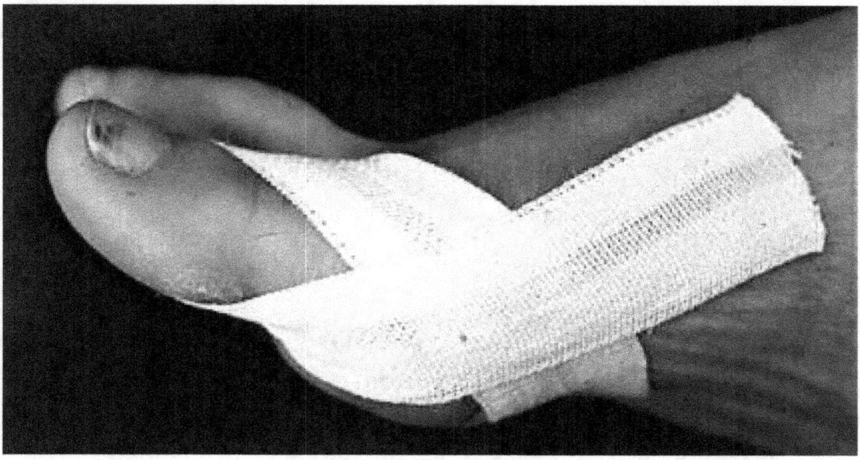

On peut ajouter une orthèse plantaire en cas de trouble statique associé en demandant à l'orthésiste de rigidifier le support, c'est-à-dire « la première de montage* », sous le premier rayon pour renforcer l'immobilisation de l'articulation douloureuse à chaque pas.

En cas de douleur au repos, utiliser le glaçage déjà décrit précédemment et consulter un médecin. En attendant, la prise d'antalgique vendu sans ordonnance peut être essayé, en respectant les contre-indications en particulier hépatiques ; par exemple le paracétamol, l'ibuprofène ou l'aspirine.

Comment traiter une douleur non articulaire du gros orteil ?
Les causes sont multiples, tendineuses, osseuses (ostéonécrose*), cutanées ou sous cutanées (bursite*), etc.
En attendant une précision diagnostique par le médecin, il faut essayer les différents conseils précédents.

Comment traiter une douleur dorsale sur un 2e orteil en griffe ?
La douleur siège en regard de l'articulation saillante à la face dorsale, généralement en regard de l'articulation entre les phalanges de l'orteil dit en *marteau**. La zone de conflit devient rouge, gonflée, douloureuse à la pression et parfois recouverte d'un cor. Elle provient du frottement répété à chaque pas entre l'orteil et la tige* ou une simple bride. La majorité des chaussures ne sont pas conçues pour un orteil qui prend de la hauteur en cas de griffe* ou de chevauchement*.

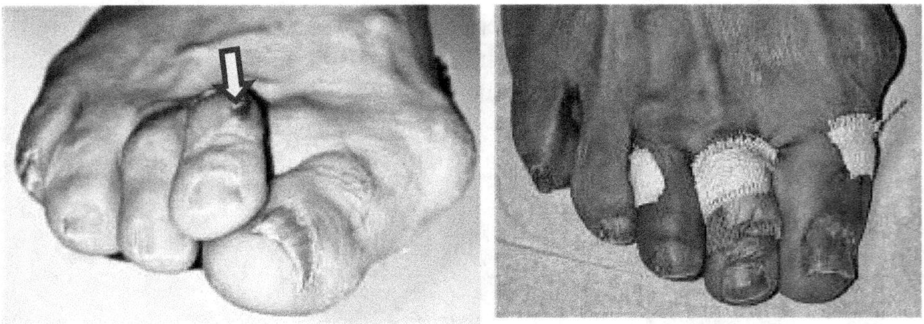

Correction dynamique du 2e orteil en griffe par bandage

Le traitement d'urgence consiste à supprimer tout chaussage inadapté en hauteur de tige*, en regard des orteils. Il est possible d'utiliser pendant quelques jours un emplâtre annulaire autoadhésif pour cor, même s'il n'y a pas de lésion visible ou palpable. Dans certains cas très douloureux et inflammatoire, il faut se chausser de tong en été ou sacrifier une vieille paire de chaussure en hiver en pratiquant une ouverture en croix dans la tige, au cutter ou aux ciseaux, en regard de la zone de conflit.
Erreur à éviter : ajouter du coton ou un emplâtre en silicone directement sur la zone douloureuse en portant les chaussures habituelles. Cette manœuvre soulage momentanément mais aggrave l'intensité du frottement et entretien la chronicité de la lésion. [Cf. P = F/S]

Comment traiter une douleur plantaire à la racine d'un orteil en griffe ?
Ce type de souffrance est fréquent au cours de l'évolution d'un hallux valgus mal chaussé. La surcharge imposée souvent au deuxième rayon par l'insuffisance fonctionnelle du premier aboutit à un excès de charge sous la deuxième tête métatarsienne à chaque pas. Pour y remédier, la mécanique du

pied dispose d'une riposte : le travail en marteau* du deuxième orteil. Cette griffe « fonctionnelle » permet de soulever la deuxième tête grâce à la tension de certains tendons qu'elle entraîne.
Ce travail de décharge partielle fonctionne pendant des années mais progressivement les attaches articulaires plantaires se distendent. Il s'agit en effet de structures souples peu élastiques. A l'occasion d'un faux pas, ou sans cause évidente, la capsule se déchire. Cette rupture s'accompagne en général de douleur très vive et invalidante pendant une à deux semaines qui persiste avec moins d'intensité pendant près de deux mois.

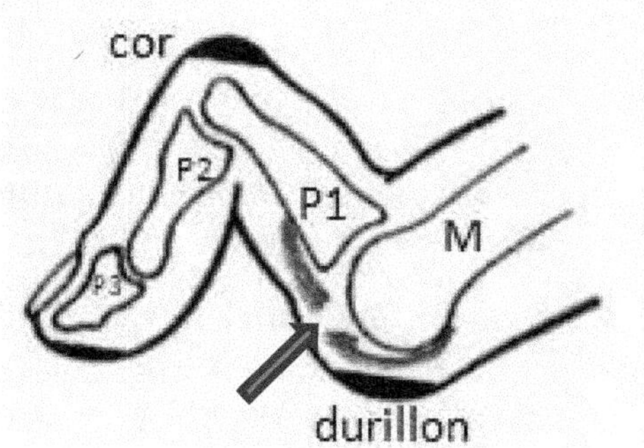

Rupture de la capsule articulaire en plantaire

Tous les stades évolutifs de ce mécanisme dégénératif sont visibles en échographie dès le début des douleurs. Le diagnostic est important car il contre-indique tout geste thérapeutique agressif à type d'infiltration de cortisone ou de chirurgie à chaud.
La lésion évolue naturellement vers une luxation dorsale progressive du 2e orteil par rapport à la 2ème tête métatarsienne. Ce chevauchement palpable et visible en radiographie complique un peu plus le problème de chaussage en augmentant de façon significative le volume de l'avant-pied.
La perte fonctionnelle du deuxième rayon conduit immanquablement à une surcharge du troisième qui va subir une évolution identique et ainsi de suite.

Le traitement vise à obtenir un soulagement rapide : glaçage local répété, port d'une chaussure de décharge complet de l'avant-pied (CH.U.T.) pendant la phase très douloureuse voire béquillage pour esquiver l'appui sur l'avant-pied. Dès que la douleur s'atténue, il faut passer à un chaussage sans compression de l'avant-pied avec une semelle de type caoutchouc ferme, pliant peu à la racine des orteils ; éviter les chaussures de sport à semelle fine et très souple. A un stade plus avancé vers la luxation articulaire, le chaussage thérapeutique de série voire sur mesure s'impose, en adaptant des orthèses parfois utiles. Sinon, il faut accepter une chirurgie palliative.
Attention. La réparation par suture des structures ligamentaires est illusoire car peu résistante. L'intervention est nécessairement osseuse associant

souvent un raccourcissement du deuxième métatarsien et/ou une résection articulaire partielle dite *arthroplastique**. Il ne faut pas espérer une remise en fonction de l'orteil luxé quel que soit le geste chirurgical.

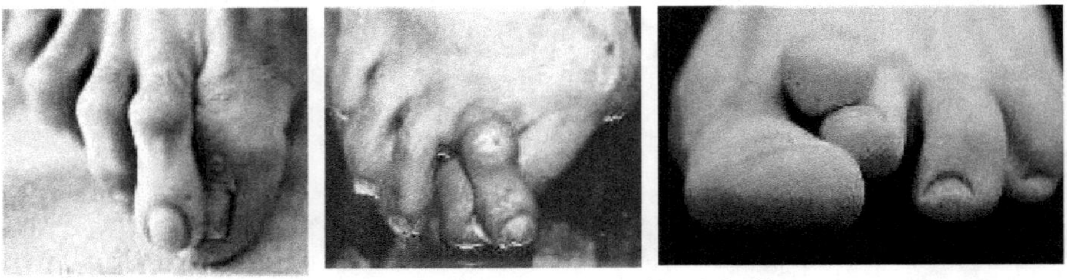

Exemples de luxation spontanée du 2e orteil ; l'hallux en profite pour poursuivre sa déviation, en passant en général sous le deuxième.

Ne pas négliger les traitements locaux et l'auto-rééducation

IV/ Qui consulter ? Les professionnels du pied

La podologie n'est pas reconnue comme spécialité médicale en France contrairement aux Etats-Unis d'Amérique où il existe des docteurs en podiatrie ayant suivi un cursus minimum de cinq ans de médecine et chirurgie du pied. Dans notre pays, plusieurs professionnels en majorité non diplômés en médecine se partagent le domaine podologique. Ceci explique la difficulté que de nombreux consultants éprouvent pour trouver le professionnel le plus compétent pour leur apporter un soulagement voire une guérison.

Parmi les différents spécialistes, quel médecin consulter ?

Plusieurs se partagent le domaine podologique, le choix étant guidé par le contexte et/ou la lésion présentée : pédiatre pour une malformation congénitale ou un trouble statique du pied de l'enfant, neurologue pour une affection neurologique, rhumatologue pour des douleurs ostéoarticulaires, dermatologue pour un problème cutané ou unguéal, endocrinologue pour un pied diabétique, médecin du sport ou chirurgien traumatologue pour un traumatisme, cardiologue ou phlébologue pour une maladie vasculaire, etc.
En fait, les médecins traitants, spécialistes comme généralistes, connaissent plutôt mal les spécificités du pied et ont tendance à les négliger. Cette attitude tient en partie au manque d'information au cours du cursus médical et à la pauvreté de la formation postuniversitaire dans ce domaine. Les études de médecine se passent en grande partie dans les centres hospitalo-universitaires, au sein de services de plus en plus spécialisés. Malheureusement, il n'existe pas de service de podologie excepté dans quelques hôpitaux militaires en voie de disparition. Pourtant, le pied n'a rien à envier aux yeux, à la bouche, au nez… qui eux, ont droit à leur spécialiste.

Il existe quelques enseignements de podologie pour médecins dans plusieurs villes universitaires en France, mais cette formation reste volontaire, jamais obligatoire même pour les spécialistes ostéoarticulaires comme les rhumatologues, médecins du sport, médecins de rééducation fonctionnelle, chirurgiens orthopédistes, traumatologues ou radiologues. J'ai moi-même créé un diplôme universitaire à Paris XII en 1987 puis dirigé le Diplôme Inter Universitaire de Paris V et VI de 2001 à 2011 et participé à l'enseignement dans différents diplômes identiques de 1987 à 2021.
L'orthopédiste, chirurgien du squelette, habituellement consulté pour les problèmes de pied, a trop souvent le tort de raisonner avec l'œil d'un « anatomiste », peu convaincu car peu informé des nécessités fonctionnelles du pied, des possibilités médicales et des nombreux échecs mécaniques postopératoires qu'il revoit rarement. En pratique, aussi bien pour un problème de pied que de main, il importe de consulter un praticien qui connaît, comprend et décide par rapport à une amélioration fonctionnelle et non forcément anatomique !
Il existe des chirurgiens, orthopédistes ou pas, spécialisés dans les pathologies du pied et de la cheville. Malheureusement, il reste difficile de trouver leurs coordonnées étant donné l'absence de liste officielle les recensant. Il faut s'adresser à son médecin traitant en première intention, choix le plus judicieux, ou explorer les sites sur internet afin de repérer les noms de chirurgiens participant régulièrement aux congrès médicaux consacrés aux pathologies du pied.
Un bon conseil : dans tous les cas, comme pour toute pathologie, il est préférable de s'adresser à un médecin avant de consulter un chirurgien même très spécialisé. Il ne viendrait à l'idée de personne de se rendre directement chez un chirurgien du cœur avant de voir un cardiologue.

Que peut m'apporter un pédicure-podologue ?

Paramédical qui suit pendant trois années un enseignement orienté principalement vers les soins « épidermiques », des ongles et les problèmes mécaniques du pied. Son action comprend le diagnostic et le traitement des verrues plantaires, des lésions cutanées et unguéales, kératosiques* ou pas, à l'exclusion des interventions impliquant l'effusion de sang.
Lui seul a qualité pour traiter directement les affections épidermiques, limitées aux couches cornées et aux affections unguéales du pied, à l'exclusion de toute intervention chirurgicale.
Le domaine de compétence des pédicures-podologues est régi par l'article L. 4322-1 du code de santé publique, régulièrement modifié comme ce dernier décret n°2020-475 du 24 avril 2020. « Ils peuvent soulager et ralentir l'évolution de certaines lésions. Ils pratiquent : l'ablation d'hyperkératose*, c'est-à-dire cor, œil-de-perdrix*, durillon, callosité… ; des soins locaux d'une lésion cutanée par topique ; le premier temps thérapeutique d'un ongle incarné sans effusion de sang ; la confection d'une orthèse de posture pour

lutter contre le valgus du talon ou du pied, ou les griffes* d'orteil ; la fabrication d'une orthèse plantaire améliorant les appuis lors de la marche.
En cas de besoin, le podologue peut prescrire des produits, sans ordonnance médicale préalable ; il s'agit de topiques (produits antiseptique, antifongique, hémostatique, anti-inflammatoire...), de pansements (compresses, sparadrap, pansements pour pieds diabétiques...), de prothèses et d'orthèses (semelles orthopédiques, chaussures thérapeutiques de série) ou d'un autre appareillage qu'il peut commander auprès d'un prothésiste ou confectionner lui-même…
Le pédicure-podologue joue aussi un rôle de conseil et d'éducateur thérapeutique auprès du patient en lui donnant des règles de surveillance quotidienne, d'hygiène, de coupe d'ongles adaptée, de gestes à éviter, de choix du chaussage, d'inspection, de mise en place d'orthèses... »

La liste des *topiques* à usage externe figure dans un arrêté du ministre chargé de la santé pris après avis de l'Académie nationale de médecine. Autres activités autorisées : prescrire et poser des *pansements* figurant sur une liste fixée par un arrêté du ministre chargé de la santé pris après avis de l'Académie nationale de médecine ; prescrire, confectionner et appliquer des *prothèses* et *orthèses*, *onychoplasties**, *orthonyxies**, *orthoplasties**, *orthèses plantaires* et autres appareillages podologiques visant à prévenir ou à traiter les affections épidermiques et unguéales du pied ; prescrire des *chaussures thérapeutiques de série*. Il peut adapter, dans le cadre d'un renouvellement, les prescriptions médicales initiales d'orthèses plantaires datant de moins de trois ans, dans des conditions fixées par décret et sauf opposition du médecin.
La profession n'ayant pas actuellement d'agrément auprès des caisses de sécurités sociales, seules la réalisation d'actes prescrits par un médecin bénéficient d'une prise en charge, forfaitaire et réglementée, pour les orthèses plantaires et des soins de pédicurie de tout pied diabétique, depuis le 15 mai 2021, dans le respect d'un cahier des charges publié.

En pratique, le pédicure se consacre plutôt aux soins des ongles et du derme ; le podologue, possédant le même diplôme, choisit en plus d'appliquer tout type d'orthèses. Durant mon activité professionnelle j'ai souvent regretté le manque de conseils sur le choix des chaussures pour les patients porteurs d'un hallux valgus, seule orthèse conseillée en première intention.
Il ne faut pas oublier que le tarif de prise en charge d'une orthèse plantaire par les organismes sociaux correspond à un forfait incluant la délivrance de l'orthèse et la surveillance gratuite de l'état évolutif pendant six mois.
En cas d'échec, il convient de demander au podologue l'adresse d'un autre professionnel de la santé, médecin ou autre, capable d'assurer un traitement différent, ainsi qu'une transmission orale et si possible écrite, résumant tous les soins prodigués.

Faut-il faire une empreinte du pied ?

L'empreinte ou *podogramme** permet d'analyser les caractéristiques statiques et surtout dynamiques de la plante du pied comme montré précédemment à plusieurs occasions. Il permet de préciser le canon des orteils*, la répartition des pressions sur la sole plantaire, l'insuffisance fonctionnelle* ou au contraire la surcharge d'un rayon*, le fonctionnement en supination* ou en pronation* du pied, et d'autres renseignements utiles.
Cet examen complète utilement le bilan clinique afin d'identifier tous les facteurs qui favorisent la déviation de l'hallux et de conserver une trace écrite ou numérique dans un dossier. Dans quelques cas, une exploration radiographique confirme les constatations et les précise en vue d'une éventuelle intervention chirurgicale.
L'empreinte s'obtient soit grâce à un simple podographe à baudruche déjà évoqué et utilisé dans ce livre soit par un podographe électronique obtenu par la marche sur une plateforme reliée à un ordinateur. Le podogramme encré se traduit par des nuances de gris, de plus en plus foncé selon la charge, comme montré ci-dessus et ci-dessous

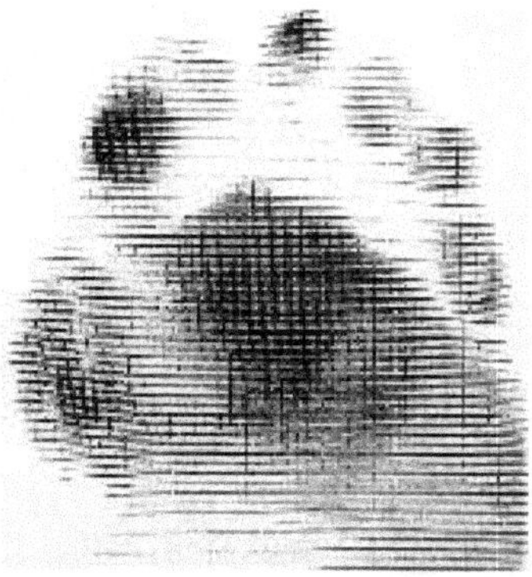

Surcharge du 1er rayon (tête M1 et interphalangienne), des 2e et 3e têtes et du 2e orteil

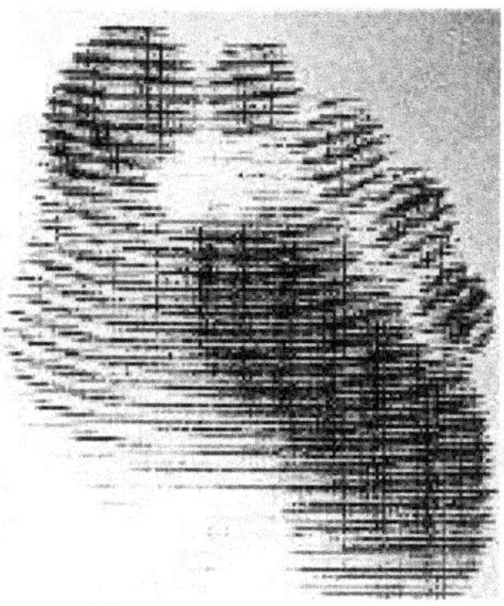

Insuffisance fonctionnelle évidente du 1er métatarsien avec surcharge des autres métatarsiens

Il permet parfois de dépister des cas rares mais très invalidants ; exemples :

Avant-pied creux avec surcharge des 1ère et 5ème têtes métatarsiennes et aucun appui sous les têtes médianes et sur les orteils.
Handicap « invisible » (pied creux apparemment normal) mais peu compatible avec la station debout prolongée.

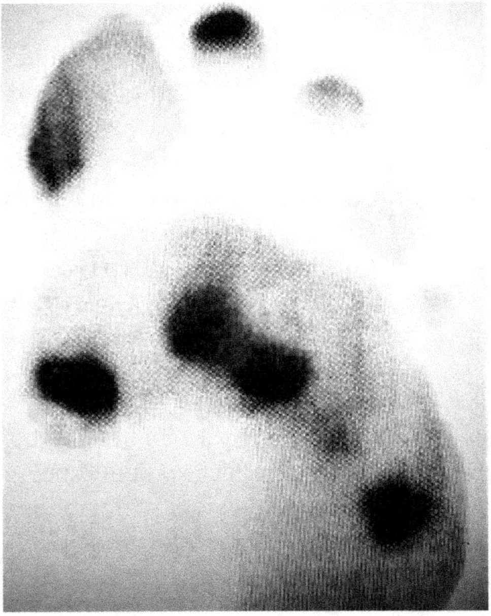

Surcharge du 1er rayon, des pulpes des 2 et 3e orteils mais surtout apparition des cinq têtes métatarsiennes signant une fonte diffuse du capiton plantaire.

Ce cas relativement rare impose de rechercher une cause, une maladie générale (neurologique, trophique, vasculaire, etc.)

Le podogramme électronique permet d'obtenir une image en couleur. En général, plus la couleur parait sombre plus la zone correspond à un excès de pression, souvent identifié par du rouge. En pratique, la version électronique n'offre aucun avantage particulier et reste difficile à déplacer pour un examen à domicile par exemple.
Quelle que soit la technique de prise d'empreinte, une version papier facilite la mise au point traditionnelle d'une orthèse plantaire adaptée et l'archivage pour une étude scientifique.
La constatation d'une surcharge de pression sous plusieurs têtes métatarsiennes, traduit une usure du capiton plantaire naturelle. Ce cas justifie l'utilisation d'un matériau amortisseur sous les têtes métatarsiennes, surtout en cas de douleurs, et oblige à adapter le chaussage pour pouvoir loger une orthèse relativement épaisse et un avant-pied volumineux. Dans une chaussure standard, il existe très peu de place disponible sous les têtes métatarsiennes, d'où l'utilisation d'éléments en relief placés derrière les têtes dits en *rétrocapital*. En cas de fonte du capiton, le placement d'un amortisseur sous les têtes douloureuses s'avère souvent indispensable.

Quel est l'apport du masseur-kinésithérapeute en cas d'hallux valgus ?
Il existe deux grandes raisons pour recourir à ses soins : pour apprendre les différents bandages et strappings afin de freiner l'évolution de la déviation du gros orteil et pour soulager les douleurs dues à un hallux valgus accompagnées de contractures réflexes.
Penser à la réalisation de quelques séances de kinésithérapie pour faciliter l'adaptation à une orthèse plantaire.

Quel est l'apport du pharmacien orthopédiste en cas d'hallux valgus ?
Le pharmacien orthopédiste suit un cursus universitaire complémentaire, d'un an. Cet enseignement lui permet d'acquérir les notions d'anatomie et de physiopathologie indispensables à la compréhension des mécanismes d'action des différentes orthèses mais aussi d'apporter toutes les connaissances nécessaires au conseil, à l'application et à la délivrance de tous les types orthèses. Un diplôme prouve sa qualification et lui permet de développer son activité en orthopédie.
J'ai personnellement participé à un enseignement de ce type à la faculté de pharmacie de Lille de 2008 à 2017, dans mon domaine d'expertise à savoir les problèmes mécaniques du pied.
Le pharmacien agréé vend toutes sortes d'orthèses d'orteil de série : protecteur d'oignon*, correcteur de griffe*, séparateur d'orteils, amortisseur plantaire, etc. Ces petits appareils orthopédiques doivent souvent être adaptés par un bricolage personnalisé ou réalisés sur mesure ; et, même remarque que précédemment sur la nécessité d'adapter le volume du chaussant* en fonction du volume occupé par l'orthèse.
Il vend également des chaussures dites de confort et thérapeutiques, mais peu de ces praticiens connaissent les règles d'adaptation au volume de l'avant-pied, en particulier la notion de grosseur* ainsi que les modèles conseillés qui comportent un chaussant à volume variable « aux doigts » pour éviter la compression et l'accentuation de la déformation de l'hallux.

Quel est le rôle de l'orthopédiste-orthésiste-podologiste ?
Autrefois appelé orthopédiste, il s'agit d'un auxiliaire médical diplômé d'un certificat de technicien supérieur et disposant d'un agrément de fournisseur d'appareillage. Il conçoit, fabrique et adapte tout le petit appareillage pour soulager, soigner, corriger les pathologies articulaires, osseuses, musculaires, viscérales... de la tête aux pieds excepté pour la mâchoire réservée à l'orthodontiste et les oreilles réservées aux audioprothésistes.
Son domaine de compétence couvre les orthèses plantaires (sauf pour soins épidermiques), les corsets ou ceintures, les genouillères, les orthèses de main, les minerves, les prothèses mammaires ou encore toutes sortes de bandages et vêtements compressifs. Autrefois appelé « bandagiste » en France, le métier a gardé son nom d'origine en Belgique et au Luxembourg.
Il pratique avec les mêmes connaissances thérapeutiques que le pharmacien orthopédiste et selon sa formation, il présente une compétence supérieure dans le domaine podologique, notamment pour effectuer le bricolage sur mesure de certaines orthèses. Certains de ces professionnels ont également une meilleure compétence en matière de chaussure thérapeutique.
Comme le pharmacien, il est agréé pour vendre des orthèses remboursables ou non, parfois sur prescription médicale. Seules certaines bénéficient d'une prise en charge fixée forfaitairement par les organismes sociaux, le prix de vente restant libre.

Que peut m'apporter un podo-orthésiste ?
Il s'agit d'un artisan, auxiliaire de santé, qui possède un brevet de technicien supérieur obtenu à l'issue de trois ans d'études supérieures, en lycée professionnel, orientées vers les orthèses du pied, en particulier les chaussures, les orthèses plantaires et les appareils orthopédiques complexes sur mesure.
Lui seul détient un agrément pour fabriquer et délivrer des chaussures thérapeutiques sur mesure dites « orthopédiques ».
Pour un pied au-delà de la 12ème grosseur*, il n'y a pas d'autre choix que le chaussage sur mesure. Cette chaussure représente également la meilleure orthèse pour lutter contre le valgus du talon ou l'effondrement du pied sur son bord médial (« effondrement de la colonne médiale ») et d'autres troubles statiques souvent associés à la déviation de l'hallux comme une griffe ou luxation d'orteil, un valgus du talon, un pied plat effondré, etc.

Les tarifs de vente sont imposés par les caisses, en tant que matériel de « grand appareillage ». Seuls les patients atteints d'une affection de longue durée bénéficient du 100%. Dans le cas d'un hallux valgus, il faut que l'origine de la déviation soit liée à la pathologie bénéficiant de l'exonération du ticket modérateur comme un rhumatisme inflammatoire ou microcristallin, et certaines complications du diabète. La majorité des hallux valgus entraînent un avant-pied très volumineux ne permettant plus de bénéficier d'un chaussage de série, thérapeutique ou non, mais n'entrent pas dans l'indication d'une prise en charge directe à 100% ; dans ce cas, la sécurité sociale rembourse 60% du prix de vente et la plupart des mutuelles les 40% restants.

Plusieurs professionnels de santé peuvent vous aider à ne pas souffrir de vos pieds bossus :

Médecin (et chirurgien en dernier recours !)
Pédicure-Podologue
Pharmacien Orthopédiste
Orthopédiste-Orthésiste-Podologiste
Podo-Orthésiste
Masseur-Kinésithérapeute

TROISIEME PARTIE

Prise en charge chirurgicale

- Consulter un chirurgien spécialisé dans le pied
- Bannir les indications à visée esthétique
- La douleur : une bonne indication sous condition
- Bien comprendre les gestes proposés par le chirurgien
- Une intervention « sur mesure »
- Tout savoir sur la période opératoire
- Dépister précocement une complication
- Comment prévenir une complication
- Prise en charge en cas d'échec

La loi et la jurisprudence obligent théoriquement chaque chirurgien à informer son patient de tous les risques encourus en cas d'intervention.
Bien évidemment, cette information demanderait beaucoup de temps, d'explications et risque de décourager nombre de consultants. Parfois par simplification, le chirurgien et l'anesthésiste se contentent de demander au futur opéré d'accepter de signer une simple feuille contenant tous les risques.
Au cours de mes trente-cinq années d'activité comme médecin spécialiste du pied j'ai constaté que 30 à 40% des patients vus en consultation venaient suite à une intervention pour hallux valgus, à la suite d'une complication invalidante, relativement rare, mais surtout suite à un mécontentement, déçus du résultat loin de combler leur espérance. J'y reviendrais.
J'avoue avoir rédigé cet ouvrage afin de prévenir les patients, surtout les patientes, qui pensent être définitivement débarrassées de leur trouble morpho-statique après une intervention. Seul un livre comme celui-ci permet à chacun de prendre le temps nécessaire pour décider en toute connaissance de cause.

I/ Trouver le bon chirurgien et la bonne indication.

Pour tout adepte de la chirurgie, trois remarques évidentes s'imposent :
-il est très difficile de vraiment connaître la compétence du chirurgien
-il faut éviter de se fier au bouche à oreille car il a été publié un très grand nombre de formes cliniques différentes, et chaque cas justifie une chirurgie presque sur mesure
-il existe plus de cent techniques décrites depuis un siècle pour traiter un hallux valgus, certainement un record en chirurgie humaine, et chaque geste comporte des bonnes et des mauvaises indications, des limites et des risques très souvent prévisibles. Si les chirurgiens ont décrit autant de techniques c'est la preuve qu'il n'existe pas de geste satisfaisant, standardisé, comme pour d'autres interventions orthopédiques.

Peut-on consulter n'importe quel chirurgien orthopédiste ?

Certainement pas. Un orthopédiste est un chirurgien compétent pour les problèmes de squelette. Or, en France sa formation est essentiellement anatomique, l'objectif étant de redonner au patient un squelette le plus normal possible. Malheureusement, pour les pieds, comme pour les mains, la fonction domine l'anatomie.

Pour une bonne mécanique du pied, la fonction de chaque partie de son squelette supplante son aspect anatomique

La chirurgie doit procurer une fonction la plus normale possible même au prix d'un écart important vis à la vis du squelette idéal. Il faut un état d'esprit particulier, un objectif différent en chirurgie du pied.
Un hallux valgus, dans la majorité des cas ne perturbe pas la mécanique fonctionnelle si la chaussure portée respecte ses dimensions. Le rôle essentiel de la chirurgie podologique est de préserver le fonctionnement du pied tout en modifiant la morphologie de son avant-pied pour le rendre *chaussable* en standard.
Comme nous l'avons évoqué à plusieurs reprises, il existe plusieurs facteurs qui prédisposent à la déviation du gros orteil. L'objectif est donc de concevoir un geste chirurgical qui vise à traiter la souffrance du patient sans chercher à corriger tous les facteurs prédisposants. Il faut bien appréhender la souffrance du consultant et surtout identifier son principal souci. Pour une femme, il s'agit souvent de porter un escarpin ou un soulier sans bride, sans en faire part au chirurgien, ce qui aboutit à des déceptions bien que le praticien soit content de son résultat ! D'où l'importance de tenir compte de la grosseur* de l'avant-pied avant toute intervention.
Un chirurgien orthopédiste qui opère aussi bien une épaule, un genou, une hanche… et qui se dit spécialiste du pied, cela signifie à mon avis qu'il a simplement assisté au cours de sa formation hospitalière à une ou plusieurs

interventions sur le pied mais qu'il ne résonne qu'en anatomiste. Il possède en théorie l'habilitation pour toute intervention sur l'appareil ostéoarticulaire mais reste peu compétent dans certaines indications comme une lésion de la colonne vertébrale avec lésion de la moelle osseuse (recours à un neurochirurgien parfois justifié) ou une chirurgie fonctionnelle d'une main ou d'un pied. Ces extrémités doivent être considérées comme des organes fonctionnels à part entière, non comme des parties de squelette. La finalité de leur traitement diffère des autres actes orthopédiques. D'ailleurs, il existe de plus en plus de chirurgiens, orthopédistes ou pas, qui décident de se consacrer uniquement aux pieds et aux chevilles ! Meilleur moyen pour se former à une chirurgie fonctionnelle précise : l'expérience.

Où trouver un chirurgien spécialiste du pied ?

Il n'existe malheureusement pas d'annuaire par spécialité chirurgicale. Il faut s'adresser à son médecin généraliste ou à son podologue qui a l'habitude d'orienter « ses pieds » malades vers un correspondant spécialisé. Autres possibilités : rechercher sur Internet des sociétés savantes qui publient les noms de leurs adhérents, les intervenants qui communiquent à des congrès médicaux, les auteurs qui rédigent des articles, les participants à des forums spécialisés, etc.

Pour le pied, il existe en France quelques sociétés savantes comme la société française de médecine et chirurgie du pied (SFMCP), l'association française de chirurgie du pied, le groupe d'étude du pied et de la marche, le groupe de recherche et d'étude en chirurgie mini-invasive du pied et de la cheville, et quelques autres. A noter qu'il existe encore quelques consultations hospitalières de podologie qui tendent à disparaître avec le temps.

Rappelons un principe fondamental en cas de problème, toujours préférer consulter un médecin avant un chirurgien. Comme déjà évoqué, il ne viendrait à personne l'idée de consulter un chirurgien du cœur avant de voir un cardiologue.

Comment repérer un bon chirurgien du pied ?

Difficile de conseiller un bon chirurgien du pied mais de façon générale, tous les chirurgiens sont bien formés dans notre pays. Cependant, la chirurgie du pied reste délicate, minutieuse et ne tolère pas l'à-peu-près ; tolérance zéro ! Lorsqu'on réunit deux parties osseuses, le pied n'accepte aucun débord alors qu'il existe une tolérance d'un à deux millimètres ailleurs.

En pratique, il paraît judicieux d'éviter un praticien qui se comporte de façon inadaptée pour prendre en charge une déformation aussi complexe qu'un hallux valgus symptomatique. Voici quelques signes « inquiétants » :

- programmation de l'intervention dès la première consultation
- accord pour une intervention « esthétique » c'est-à-dire opération d'un hallux valgus qui ne provoque aucune souffrance physique

- absence d'interrogatoire sur les antécédents médicaux, chirurgicaux et les traitements suivis
- absence d'examen complet des membres inférieurs avec palpation des pouls, recherche de diabète, d'artérite* ou d'autre pathologie associée
- affirmation de l'inutilité d'un bilan radiologique, avec trois voire quatre incidences de base : pied debout de face et de profil et en décharge, profil déroulé ou ¾, parfois incidence des sésamoïdes
- défaut d'essayage préalable d'un traitement médical adapté en cas de douleur ; certainement pas une orthèse plantaire qui risque d'aggraver rapidement les symptômes (par compression due à l'encombrement ajouté) mais une chaussure adaptée à la grosseur* de l'avant-pied
- absence d'information sur les différents risques liés à la technique préconisée et à l'anesthésie ainsi que sur les suites opératoires…

En général, un chirurgien qui n'opère presque exclusivement des pieds est un choix plutôt favorable, également s'il publie dans des revues de haut niveau scientifique, s'il enseigne en faculté de médecine et s'il est reconnu par ses pères.

Quel est le coût d'une intervention ?

L'opération bénéficie d'une prise en charge par les organismes sociaux. Néanmoins la majorité des chirurgiens et les anesthésistes pratiquent en secteur dit à « honoraires libres » les autorisant à demander un dépassement, éventuellement remboursé par certaines mutuelles, sur facture. Bien préciser cette éventualité pécuniaire avant l'intervention. Le dépassement peut atteindre voire dépasser le millier d'euros.

Faut-il toujours se faire opérer en cas d'hallux valgus ?

Rappelons que tous les pieds humains ont une déviation du gros orteil vers les petits (*hallux abductus*) et un angle d'hallux valgus compris entre 8 et 15°. L'augmentation d'angulation reste longtemps une variante du normal, c'est-à-dire ne provoquant aucune souffrance physique.

Il est habituel de proposer une intervention dès que l'hallux devient symptomatique à savoir responsable d'une douleur malgré le port de chaussures adaptées, d'une raideur, d'une subluxation ou luxation articulaire, d'une difficulté de chaussage en standard ou d'une complication locale récidivante. L'aspect esthétique seul ou une forte déformation bien tolérée ne justifie nullement une intervention chirurgicale. Un hallux valgus congénital même très déformé et ancien n'empêche jamais de marcher. Aucun hallux valgus n'entraîne un risque fonctionnel invalidant, une obligation d'amputer un orteil ou de passer au fauteuil roulant, et bien sûr aucun risque vital.

La seule contrainte : adapter son chaussage à vie !

Quel que soit le geste réalisé, il s'agit d'une véritable opération avec tous les risques généraux et surtout spécifiques qui contre-indiquent une chirurgie purement esthétique.

En effet, le fait de porter une chaussure standard alors que son pied présente une grosseur* hors norme expose sans aucun doute à l'apparition de douleurs et à des complications de plus en plus invalidantes.
Bien sûr, la déformation du gros orteil reste un souci esthétique pouvant entrainer une gêne pour se déchausser en public, comme sur une plage, et une contrainte pour le type de chaussure à acheter et à porter. Pour les patientes dont le chaussage limité représente un « handicap » inacceptable, il devient logique de choisir la chirurgie et d'en accepter les risques.
Attention. Certaines personnes ont une forte stature et même sans hallux valgus, leur volume d'avant-pied ne correspond pas aux grosseurs standards des chaussures industrielles. Dans ce cas, la présence d'un hallux valgus minime peut à tort laisser penser qu'une intervention serait utile. La photographie ci-dessous illustre bien ce cas.

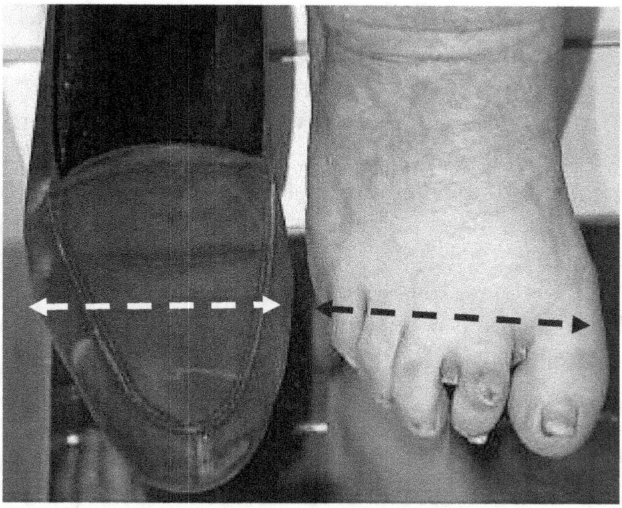

Hallux valgus très modéré mais avant-pied très volumineux.

Pour cette patiente une cure chirurgicale est purement illusoire dans le but de faciliter le chaussage de modèles réservés aux pieds fins !
Dans l'étude experte de 1991 déjà évoquée, deux chirurgiens spécialistes du pied soulignent que l'intervention se justifie exceptionnellement chez l'enfant, 3% pour l'un, 5% pour l'autre. Nous ne disposons pas de données chiffrées chez l'adulte mais, à mon avis de médecin spécialiste du pied, la décision thérapeutique reste dans bien des cas un choix personnel et privé entre l'acceptation du port d'une chaussure adaptée en volume et l'intervention chirurgicale. La chirurgie se discute moins dans certains cas d'hallux valgus *secondaires* à une maladie inflammatoire (arthrite* rhumatoïde érosive), un traumatisme, une paralysie partielle et autres maladies primitives responsables de la déformation associée à certaines complications.

Faut-il se faire opérer dès l'apparition d'une déformation ?
Les chirurgiens du pied conseillent généralement une intervention précoce. Pour eux, il est plus facile d'opérer un sujet jeune et un hallux valgus peu dévié et sans complication. Le geste à réaliser est plus simple et expose à moins de risque.
Ici encore mon expérience personnelle ne peut que désapprouver cette tendance pour le bien du consultant. J'ai vu des patients opérés plusieurs fois pour le même hallux valgus au cours de leur vie. Ceux qui ont dû se faire opérer plus de deux fois pour récidive ont le plus souvent subi une première intervention de façon précoce.
A mon avis, il existe une explication évidente. Ces patients étant peu symptomatiques lors de leur première intervention, le chirurgien hésite à entreprendre une intervention lourde mais indispensable pour corriger les facteurs anatomiques prédisposants primordiaux ; il se contente de pratiquer un geste à minima d'où la fréquence des récidives.

Faut-il opérer les deux pieds en même temps ?
Dans plus de 80% des cas, l'hallux valgus touche les deux pieds avec une atteinte prédominante d'un côté. En général, les chirurgiens préfèrent opérer un côté à la fois surtout pour les personnes ne pouvant pas bénéficier de l'aide d'une tierce personne à domicile. On commence de préférence par le côté le plus symptomatique.
Quelle que soit l'intervention, il faut prévoir une période de récupération d'environ six semaines. En général, un arrêt de travail d'un à deux mois s'avère indispensable, parfois prolongé en cas de complication.

L'expérience montre qu'en cas hallux valgus bilatéral, même si un seul côté devient gênant, l'autre suivra. Pour cette raison, certains consultants préfèrent opérer les deux pieds d'emblée pour limiter la perte d'activité, en particulier les personnes exerçant une activité libérale.

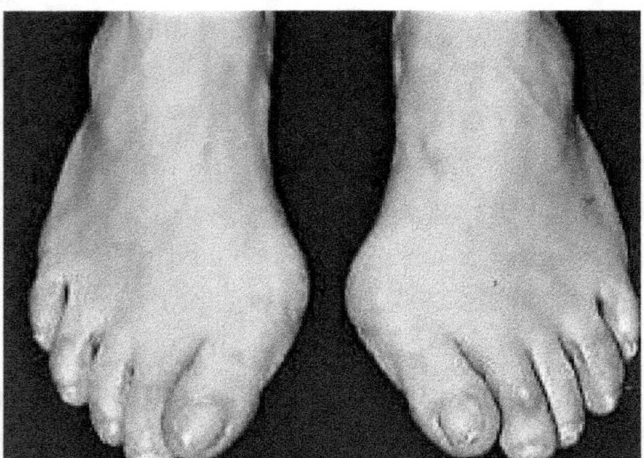
Hallux valgus bilatéral (G > D)

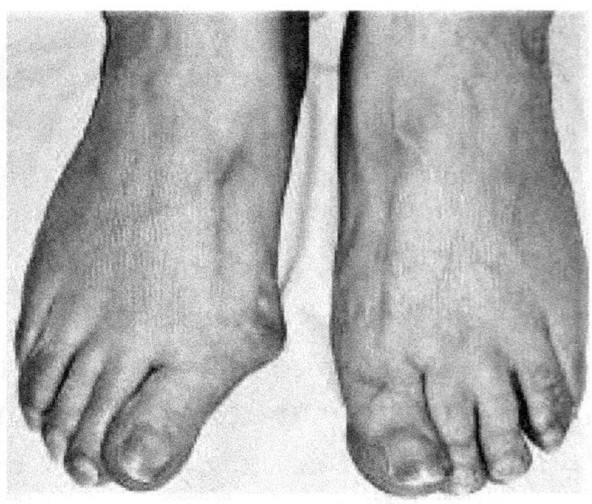
Hallux valgus unilatéral droit

Une autre raison plaide pour une intervention bilatérale : les techniques actuelles entraînent souvent un raccourcissement du pied opéré pour obtenir un canon d'orteil idéal. La différence de longueur entre les deux pieds peut atteindre deux pointures en point de Paris*, soit 12 à 14 millimètres ce qui pose un nouveau problème de chaussage.
Autres conséquences, la double intervention dans le même temps opératoire influence le choix de la technique d'anesthésie et risque d'aggraver la gêne post-opératoire transitoire.
Si seul le côté symptomatique est opéré, en cas de déformation unilatérale, le chirurgien doit limiter au maximum le raccourcissement du gros orteil. Dans ce cas relativement peu fréquent d'unilatéralité, un examen médical plus approfondi s'impose afin d'éliminer une éventuelle cause primitive : une atteinte neurologique comme une sciatique, un rhumatisme inflammatoire ou métabolique, un traumatisme ou une autre cause plus rare. Mieux comprendre ne représente pas une perte de temps.

Quand faut-il consulter un chirurgien ?
Pour l'hallux valgus *primitif**, les principaux motifs de consultations sont la douleur, la déformation inesthétique, les difficultés de chaussage responsables de lésions répétées de la peau en regard de la saillie osseuse de type érythème*, plaie, bursite*, synovite* et d'autres gênes déjà évoquées.
En cas de douleur, il est classique d'envisager une intervention. En réalité, la douleur provient simplement d'un simple conflit entre un avant-pied volumineux, en raison de la saillie osseuse, non compatible avec la forme et le volume standard des chaussures industrielles. L'intervention ne devient légitime que si l'on n'accepte pas les contraintes de chaussage imposées par la déformation.

Pour un hallux *secondaire**, la chirurgie peut se justifier pour traiter la cause de la douleur : arthrose*, polyarthrite rhumatoïde ou autre cause. Bien sûr, dans ces cas, les résultats, fonctionnel et antalgique, ne sont pas assurés mais souvent moins invalidants que l'évolution naturelle. La chirurgie limite l'aspect évolutif local de la maladie causale.

Quel est l'objectif de l'intervention ? Que faut-il en attendre ?
Comme pour toute intervention chirurgicale, l'objectif principal est de soulager voire supprimer une souffrance, celle qui motive la consultation.
L'expérience, en tant que médecin spécialiste du pied ayant rencontré de nombreuses patientes déçues de leur intervention, révèle que l'objectif du chirurgien diffère parfois de façon majeure de celui de la patiente, en dehors de l'amélioration de l'aspect esthétique de la déformation.
Voici une copie d'un courrier que j'ai adressé à un confrère qui m'avait confié une de ses patientes opérée d'hallux valgus et qui résume ce que je constate très souvent :

Mon Cher Confrère,

J'ai vu en consultation votre patiente Mademoiselle A (14/08/1988) qui se plaint des avants pieds après une intervention pour hallux valgus.

A l'examen, les pieds sont encore oedémaciés et sensibles.
La radiographie montre que l'intervention a consisté essentiellement à des exostosectomies des 5ème têtes métatarsiennes en latéral et des 1ères têtes métatarsiennes en médial.
Ces techniques n'ont absolument rien changé aux étiologies des souffrances de cette patiente à savoir un métatarsus varus important surtout à droite et surtout un quintus varus important bilatéral avec brièveté des 1er et 5ème métatarsiens.
Cliniquement, cette patiente a un pied qui nécessite une 9ème largeur en 40, point de paris (les chaussures standards correspondent à des 5ème largeurs). Ceci explique la persistance des souffrances. De plus, l'hallux gauche a été hyper corrigé probablement par un excès de tension de la capsule en médial.

Je conseille à cette patiente un glaçage quotidien le soir ainsi que la recherche de modèles de chaussure extensible à l'avant pour éviter tout conflit et permettre la cicatrisation.
En cas de réintervention qu'il faut souhaiter la plus tardive possible, il convient de faire une chirurgie lourde de tout l'avant pied impliquant les 5 métatarsiens des deux pieds.

En général, le chirurgien vise principalement à prévenir d'éventuelles douleurs plantaires à la marche et supprimer la saillie osseuse du bord médial* par différents gestes techniques : redonner un alignement parabolique* des têtes métatarsiennes, réduire à moins de 10° l'angle de *metatarsus varus**, diminuer l'angle d'hallux valgus, etc. Des gestes anatomiques pour améliorer la fonction de l'avant-pied et son aspect esthétique.
La majorité des patientes se font opérer pour ne plus souffrir lors de la marche en escarpin, ballerine ou mocassin, porter indifféremment toute hauteur de talon et choisir une chaussure dans n'importe quel magasin. L'esthétique du chaussage représente leur objectif numéro 1, souhait souvent non avoué et non exprimé devant le chirurgien !
En fait, la finalité commune serait d'obtenir après correction chirurgicale un avant-pied mobile et de 6e grosseur pour une femme, 7e pour un homme. Objectif trop souvent utopique. L'expérience montre qu'une intervention sur hallux très dévié, avec un *metatarsus varus** supérieur à 12° surtout associé à une déviation symétrique du 5e orteil, n'a pratiquement aucune chance de retrouver une grosseur* d'avant-pied compatible avec le port de chaussure standard quel que soit le modèle.
En pratique, le gain ne dépasse que très rarement plus de deux points, c'est-à-dire qu'une 9e grosseur devient une 7e donc inadaptée au port de chaussures standards pour femme. Malgré une nette amélioration sur le plan esthétique, la patiente ne sera pas satisfaite. Déception incompréhensible pour le chirurgien qui constate un bon résultat, souvent avec raison !

En quoi consiste l'intervention chirurgicale ?

En théorie, on ne doit opérer qu'un hallux valgus symptomatique. L'objectif vise à traiter, corriger voire supprimer, le symptôme ou ceux qui gênent, c'est-à-dire ceux qui motivent la consultation.

D'après mon expérience, de nombreuses patientes désirent se faire opérer afin d'accéder au port de toutes les chaussures qu'elles adorent, donc sans véritable justification médicale. D'où leur déception lorsqu'elles ne peuvent toujours pas marcher toute une journée dans les chaussures de leur choix, bien que l'intervention ait réussie selon les critères du chirurgien.

Une chirurgie de chaussage

A l'évidence, il ne s'agit dans bien des cas que d'une « chirurgie de chaussage » pour permettre à un pied normal fonctionnellement, mais hors norme dans ses dimensions, de se chausser dans des chaussures de série standard. L'hallux valgus, principal motif de consultation en chirurgie pour le pied et la cheville, se révèle aussi le meilleur exemple de la difficulté en matière d'indication opératoire. Plus d'une centaine de techniques ont été décrites en un demi-siècle et des nouvelles apparaissent encore de nos jours.

Plusieurs raisons à la complexité de cette chirurgie

- Il n'y a pas de cause ou de mécanisme unique à l'apparition d'un hallux valgus. C'est un environnement multifactoriel qui déclenche et accentue la déviation du gros orteil.
- La biomécanique de la première articulation MTP dépend de plusieurs contraintes difficiles à modéliser avec précision. Seule une bonne modélisation mathématique permettrait de connaître, à l'avance, les conséquences fonctionnelles pondérées de chaque geste ; elle n'existe pas.
- Chaque cas reste unique et doit bénéficier d'une intervention presque « sur mesure ».
- Répétons que chaque technique a de bonnes et de mauvaises indications et des limites d'utilisation.

Un geste opératoire difficile

Au total, le choix du geste dépend de trois sortes de données principales.

- Certaines concernent le consultant : son âge, ses activités quotidiennes, ses comorbidités...
- La déformation et ses caractéristiques : facteurs anatomiques prédisposants, angles de metatarsus varus, d'hallux valgus, etc...
- La décision du chirurgien qui tient compte de sa formation, du nombre de techniques qu'il connaît et celles qu'il a l'habitude de pratiquer.

Bien évidemment, on doit la multiplication des techniques différentes au nombre relativement important d'échecs fonctionnels post-opératoires qui surviennent parfois dix ans après leur conception et non à une éventuelle compétition intellectuelle entre chirurgiens de différentes générations !

Le geste à réaliser a été et reste un défi à la sagacité des meilleurs chirurgiens.

Il est possible de classer toutes les techniques opératoires en trois grandes catégories :
- les gestes sur les parties molles : ligaments, capsules articulaires, tendons
- les gestes osseux : ostéotomie* (découpe osseuse), résection au niveau articulaire (arthroplastie*), prothèse
- les gestes associant les deux entités précédentes.

Des objectifs opératoires précis

Toute intervention vise principalement à
- supprimer ou réduire la saillie osseuse de la première tête métatarsienne (résection ou *exostosectomie**),
- diminuer l'angle d'hallux valgus du premier rayon,
- réduire à environ 8 à 10° l'angle de *metatarsus varus**,
- obtenir un canon grec ou carré des orteils,
- rétablir l'alignement parabolique* des têtes métatarsiennes par accourcissement d'un métatarsien trop long par exemple ou par rapprochement de deux têtes voisines,
- mobiliser le tissu capsulo-ligamentaire par mise en tension médiale* et libération latérale*,
- traiter une griffe* d'orteil ou un chevauchement gênant.

Le nombre de gestes à pratiquer dépend bien sûr de chaque cas particulier en fonction des données anatomiques et de la souffrance du consultant.

Une évolution raisonnée des techniques

Tous les gestes opératoires ont eu leur heure de gloire au cours du siècle dernier.
- Les premières techniques visaient à rapprocher le squelette de l'avant-pied d'un modèle idéal en alignant harmonieusement les extrémités métatarsiennes et les orteils. Ce remodelage anatomique était malheureusement obtenu en sacrifiant, en réséquant, les têtes métatarsiennes. Après quelques mois de marche, apparaissaient des durillons plantaires invalidants et l'hallux valgus récidivait plus ou moins rapidement.

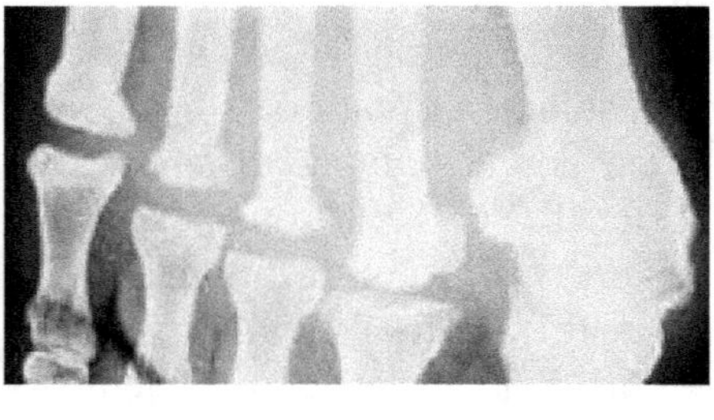

Alignement parabolique des extrémités métatarsiennes par résection de quatre têtes, de M2 à M5.

-Ensuite, les gestes articulaires ont séduit pendant plusieurs décennies.

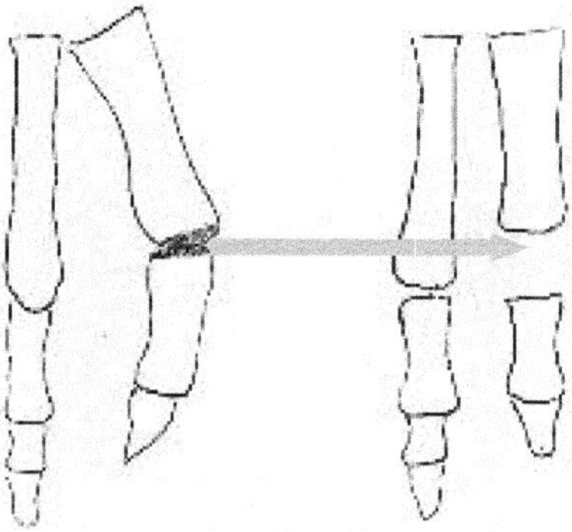

Réalignement du premier métatarsien par résection arthroplastique* : amputation de la tête de M1 et de la base de P1.

L'intervention la plus utilisée, dite de Keller, décrite ci-dessus, a donné des résultats à long terme plutôt décevants. L'articulation perdait toute mobilité, se compliquait d'arthrose* ou pire se luxait.

- Pour y remédier, d'autres interventions furent décrites. Elles centraient leur action anti-hallux valgus sur les parties molles : transposition de tendon, suture de ligaments et/ou de capsule, etc. Elles n'étaient pas suffisamment solides et résistantes pour ré axer les os déviés de façon durable dans le temps. L'hallux valgus récidivait après quelques années.
- Dans les formes très évoluées, le chirurgien peut proposer une *arthrodèse** voire une prothèse de nouvelle génération.
- La tendance actuelle tend à corriger les axes osseux du premier rayon, par *ostéotomie**, afin d'optimiser le contact articulaire métatarso-phalangien.

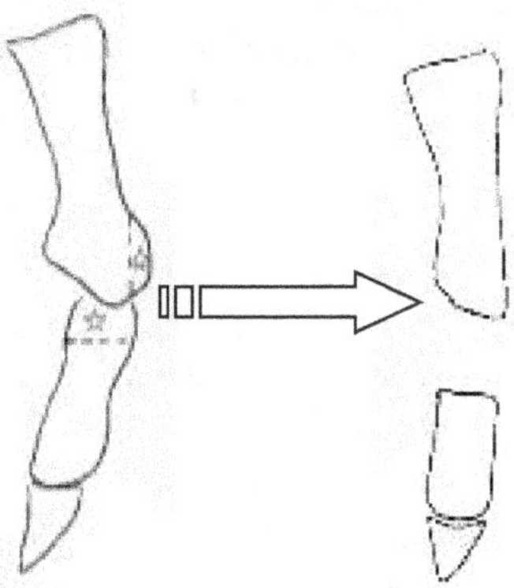

Réalignement du 1er rayon par résections ☆ : base de la 1ère phalange de l'hallux et bosse de la 1ère tête métatarsienne.

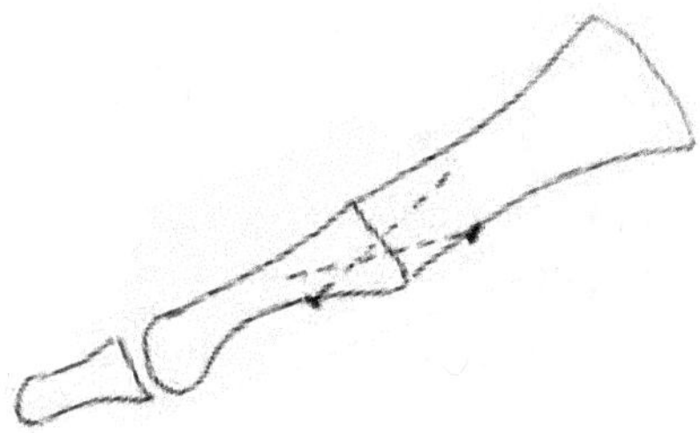

Fixation orthopédique de la tête de M1 avec la base de P1 (arthrodèse*)

La 1ère articulation MTP pose des problèmes particuliers.

- Pour bien faire, certains chirurgiens décident de réséquer la bosse sur la première tête métatarsienne ce qui nécessite malheureusement une ouverture de la capsule articulaire MTP. Comme tout geste articulaire, il risque d'entraîner une raideur secondaire, parfois après des dizaines d'années d'évolution.

- Bien sûr, en cas d'articulation pathologique avant l'intervention comme une subluxation, une arthrose*, une arthrite*, le résultat fonctionnel est d'autant plus décevant. Dans ce cas, la mobilité du gros orteil diminue et la surcharge les petits orteils augmentent.
- En pratique, la capsule articulaire de la 1ère MTP à tendance à s'enraidir même sans intervention. Avec le temps, la déviation de l'hallux entraine une distension de la capsule en médial* et une contraction en latéral*. Pour s'assurer du bon fonctionnement de cette articulation essentielle, le chirurgien qui opère un hallux valgus ancien doit s'assurer de sa mobilité et parfois raccourcir la capsule dans sa partie médiale et la distendre en latéral.

L'idéal reste de procéder à une intervention sans ouverture de cette capsule articulaire. Actuellement, on utilise plus volontiers une ostéotomie* large du premier métatarsien pour rapprocher la première tête métatarsienne de la deuxième sans ouverture de la capsule. [Voir ci-dessous]

Qu'est-ce qu'un SCARF ?

Il s'agit d'une découpe du premier métatarsien, une ostéotomie*, sur une grande surface de sa diaphyse ; cette séparation de l'os en deux permet de rapprocher la tête du 1er métatarsien de la 2ème, de réduire la saillie de cette 1ère tête en médial*, d'améliorer l'alignement parabolique des têtes (accourcir ou allonger le 1er métatarsien) et d'obtenir un montage solide fixé par une ou deux vis comme le montre les figures ci-dessous. Les vis sont laissées en place dans presque tous les cas.

Le chirurgien associe des gestes complémentaires en fonction des déformations associées.

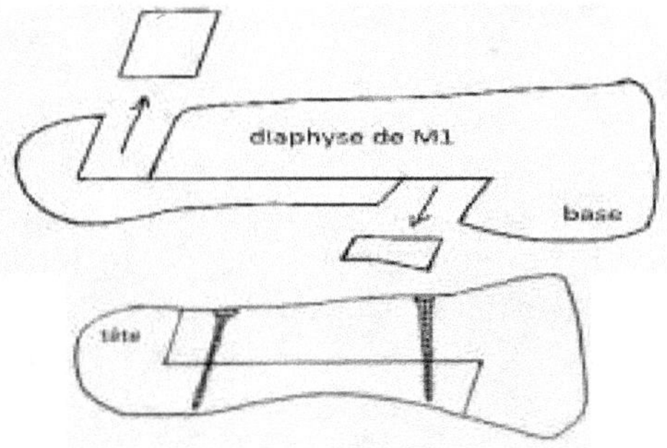

SCARF

Découpe vue de profil ; ici avec accourcissement du premier métatarsien.

Synthèse des deux parties par deux vis diaphysaires.

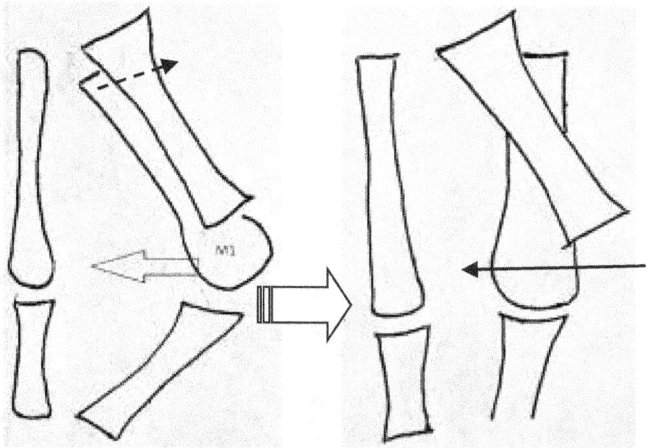

SCARF

Découpe du 1er métatarsien vu de dos

Rapprochement de la 1ère tête de la 2ème

L'articulation M1-C1 reste en place.

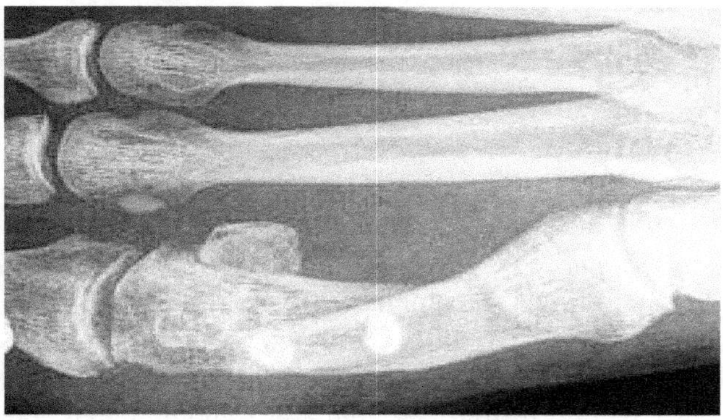

Aspect en radiographie post-opératoire de face.

Remarquez l'aspect « non anatomique » du 1er métatarsien mais fonctionnel.

Cette technique illustre bien la particularité du pied, c'est-à-dire privilégier la fonction par rapport à l'anatomie ; après l'intervention, le premier métatarsien a un aspect bizarre mais il favorise le rétablissement d'un bon équilibre des pressions plantaires.

Est-ce que je peux faire simplement raboter ma bosse ?

La « bossectomie » isolée, ou *exostosectomie** en terme médical, a été très pratiquée avant les années 1990. Elle a été abandonnée pour plusieurs raisons :

- Elle oblige l'ouverture de la première articulation MTP ce qui augmente fortement le risque d'enraidissement post-opératoire et donc un mauvais résultat fonctionnel de l'hallux, comme expliqué précédemment.
- Elle ne corrige absolument pas les causes anatomiques de la déviation, à savoir, entre autres, les angles de *metatarsus varus** et d'hallux valgus expliquant la constance des récidives.
- La consolidation aboutit parfois à un bord médial* de la première tête, très irrégulier voire agressif ce qui rend tout chaussage très pénible.

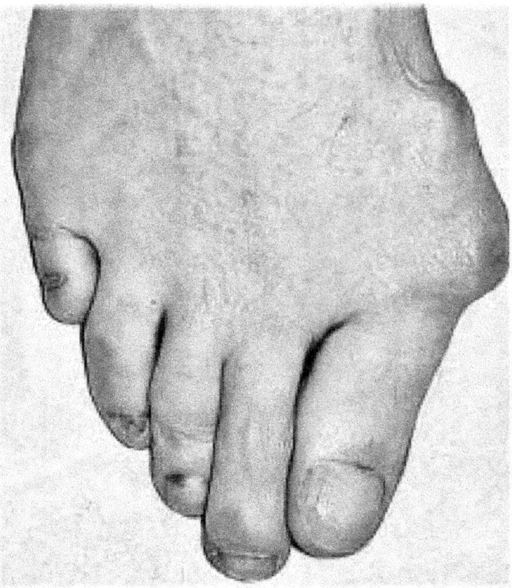

Exostose aberrante et monstrueuse après exostosectomie

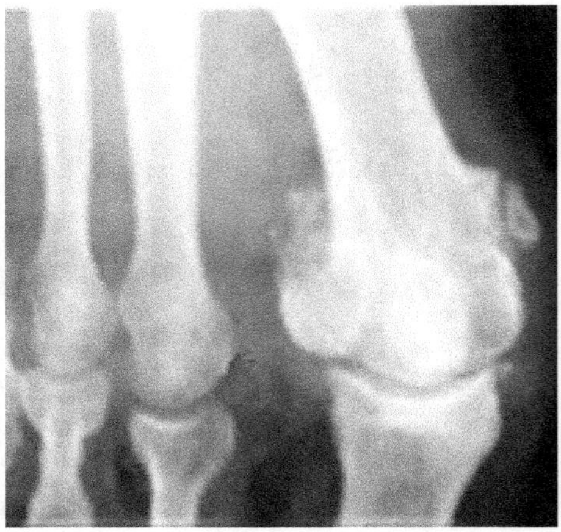

Remaniement gênant de la 1ère tête métatarsienne après exérèse

Comment le chirurgien choisit-il la technique à pratiquer ?
Comme nous avons essayé de le montrer, il n'y a pas de technique universelle. Chaque cas est particulier et doit bénéficier d'une analyse complète portant sur les multiples paramètres, déjà explicités pour la plupart : âge du consultant, sévérité de la déformation, répercussion sur le reste de l'avant-pied comme la surcharge du deuxième rayon, métatarsalgies*, griffe* et/luxation d'orteils, maladie et traitements en cours (diabète, artérite*), etc.

Le chirurgien tient compte des données de sa consultation puis dresse une stratégie opératoire en fonction bien sûr des techniques qu'il connait et qu'il a l'habitude de pratiquer.
En début de consultation, le chirurgien commence par un interrogatoire orienté car il doit prendre en considération le ou les motifs de consultation, les souhaits du consultant, de ses pathologies évolutives et traitées en particulier l'insuffisance cardio-vasculaire, l'ostéoporose, le diabète, un rhumatisme ou autres… tout ce qui peut influer sur son choix opératoire.
Lors de l'examen clinique, le praticien apprécie la mobilité des articulations, la trophicité de la peau, la présence et la localisation des hyperkératoses*, la déformation des chaussures portées.
Enfin, il analyse avec attention au moins trois clichés radiographiques essentiels parfois complétés avec une imagerie en coupe pour préciser les repères anatomiques qui lui semblent indispensables :
- avant-pied de face en position debout pour la mesure de tous les angles importants et l'appréciation de la parabole de Lelièvre* [Voir la gravité de l'hallux valgus en fonction des angles]

- profil du pied en position debout pour évaluer la statique globale du pied (plat, creux, valgus), l'existence d'une arthrose* de la première articulation MTP (bec de perroquet)...
- avant-pied en incidence axiale des sésamoïdes pour rechercher l'existence ou pas de la crête plantaire et évaluer la position de la première tête métatarsienne par rapport aux sésamoïdes : subluxation, luxation partielle ou totale mais aussi pathologie en cours comme un fracture de fatigue* ou une nécrose.

Au terme de cette consultation, le chirurgien choisit le geste minimal à effectuer pour rectifier un maximum de facteurs favorisants identifiés et évaluer l'importance des résections osseuses à prévoir. Avant de prendre une décision finale, il attend le feu vert de son anesthésiste qui, lui, a demandé un certain nombre d'examens biologiques.
Un chirurgien qui ne pratique pas d'examen clinique et qui ne demande pas de bilan radiographique a toute les chances de pratiquer la même technique à tous ses consultants ce qui augmente sûrement le risque d'échec étant connu le grand nombre de formes très différentes sur les plans cliniques et anatomiques.

Existe-t-il des contre-indications à la chirurgie ?
L'hallux valgus ne devient jamais une affection à risque vital et il existe toujours un traitement médical adapté quelle que soit la souffrance occasionnée, l'importance de la déformation de l'avant-pied et de ses complications. [Voir chaussures thérapeutiques]

Comme pour toute intervention chirurgicale, les contre-indications dépendent des risques vitaux qui peuvent survenir si le patient présente une pathologie cardiaque, cérébrale, rénale ou pulmonaire constatées et rapportées au chirurgien par l'anesthésiste ou pour des troubles trophiques laissant craindre une mauvaise consolidation osseuse ou une mauvaise cicatrisation des tissus mous (diabète, maladie neurologique).

Certaines affections générales justifient une contre-indication transitoire jusqu'à leur guérison. Il s'agit essentiellement d'une fièvre, d'une infection traitée ou pas, d'une poussée de maladie chronique, d'un traitement n'autorisant pas certains produits anesthésiants, l'état psychologique du consultant, etc.

Devant certaines lésions cutanées locales dans la zone opératoire, il paraît logique d'attendre la cicatrisation avant d'opérer. Surtout en cas de plaie, comme celles présentées ci-dessous, il faut sursoir à l'intervention pour éviter une infection cutanée ou pire une atteinte ostéoarticulaire qui expose à un risque d'amputation secondaire.

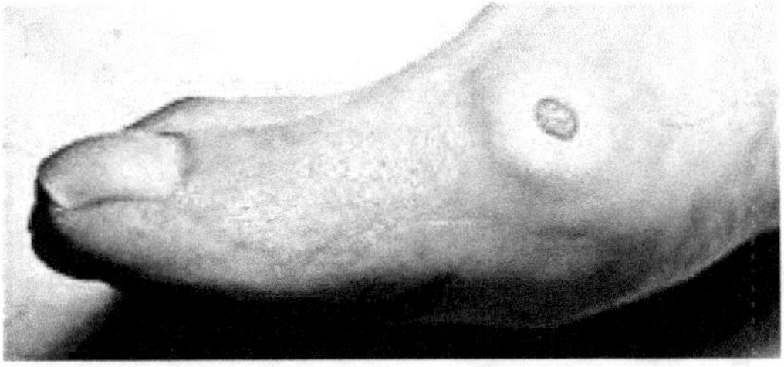 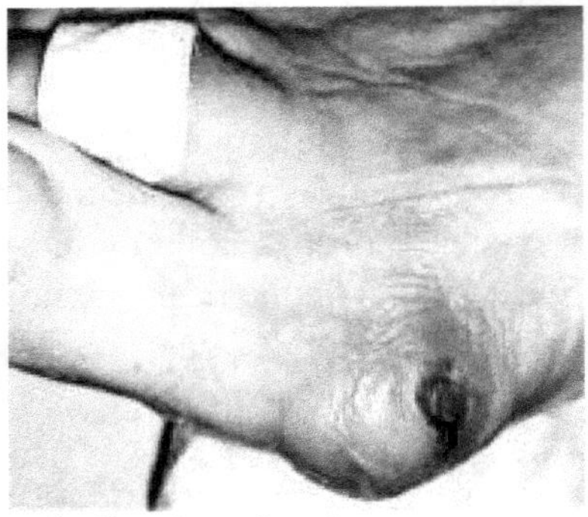

Exemples de plaies locales ; contre-indications locales

Faut-il signer un consentement éclairé ?
Les chirurgiens préfèrent demander à chaque patient, avant l'intervention, de signer un consentement éclairé pour se couvrir vis-à-vis de leur assurance professionnelle, en cas de mécontentement ou d'échec ; rappelons qu'il s'agit d'un risque relativement important avec un taux avoisinant les 20%. Les échecs ou insatisfactions après intervention pour hallux valgus sont dix fois plus nombreux que pour les autres interventions orthopédiques.

Exemple de document à signer :

> « *Je soussigné (e)... certifie que le docteur... m'a donné au cours de la consultation du ... toutes les explications en vue de l'intervention prévue le.... pour mon hallux valgus (droit ou gauche)... J'ai reçu des explications par orale et par écrit que j'ai comprises. J'accepte l'intervention proposée en toute connaissance de cause.* »

Les informations portent en général sur :
- L'affection qui motive l'intervention ; il est souhaitable de détailler les souffrances ressenties car l'importance de la seule déformation ne représente pas une bonne indication comme la simple douleur sans adaptation du chaussage au préalable.
- Le risque de laisser évoluer spontanément la déformation sans geste chirurgical. En fait, cela dépend de plusieurs facteurs difficiles à maitriser et à prédire même pour un médecin spécialiste sans don de prévoyance !
- Les solutions en cas de renonciation à toute chirurgie ; souvent mal connues des chirurgiens qui s'informent plus sur les gestes chirurgicaux que sur les autres outils thérapeutiques validés.
- Les raisons motivées du choix technique envisagé après des explications sur les différentes options qu'il élimine.
- Les variantes possibles en cas de découverte inattendue en cours d'opération voire la nécessité d'un geste complémentaire non prévu au départ.
- Les bénéfices attendus.

- Les incidents, accidents, y compris les risques exceptionnels, vitaux et autres, comme pour toute chirurgie.
- La possibilité de choisir ou pas entre une hospitalisation de courte durée (à préciser) ou en ambulatoire en précisant la durée prévisible de l'anesthésie.
- Les conséquences post-opératoires immédiates, en particulier les soins et précautions à prévoir pour la première semaine puis à court terme (chaussage pendant environ cinq semaines) et enfin à long terme (pendant trois à six mois en raison d'un œdème persistant).
- En cas d'implantation de matériel orthopédique à type de vis, plaque ou autre, il est souhaitable de préciser la durée de leur conservation dans le corps ainsi que la fréquence habituelle et le délai avant leur ablation.
- Le chirurgien apporte toutes les réponses aux questions posées.

La consultation d'un anesthésiste, un mois à trois jours avant l'intervention, doit préciser si elle se fera sous anesthésie générale, péridurale ou rachianesthésie* voire anesthésie loco-régionale, généralement derrière le genou. A l'évidence, ces consultations préopératoires ne s'improvisent pas et demandent du temps.

II/ La période opératoire

Cette opération a mauvaise presse dans l'esprit du public. Elle conserve une réputation d'être particulièrement douloureuse. En fait, les progrès en anesthésie, en voie d'abord et en orthopédie ont nettement amélioré la prise en charge.

Combien de temps dure l'intervention ?

En fonction du geste opératoire prévu et de la voie d'abord, on estime la durée moyenne d'une intervention pour hallux valgus entre 20 et 30 minutes, parfois plus d'une heure en cas d'association de gestes délicats.

Quelles sont les conséquences locales ?

En général, l'accès au champ opératoire se fait par une ouverture sur le bord médial* de l'avant-pied, en dehors de la zone de frottement des chaussures, ou entre les 1ère et 2ème têtes métatarsiennes. La taille de la cicatrice varie entre quelques millimètres et 5 à 6 centimètres en fonction de la technique ; une intervention percutanée nécessite une très petite ouverture ce qui accélère la cicatrisation des parties molles.

On laisse en place les fils de suture pendant une quinzaine de jours.

Si possible, on limite les soins locaux en post-opératoire pour éviter l'infection.

Un gonflement s'observe très souvent en post-opératoire. D'après quelques données statistiques, l'œdème persiste en moyenne 6 à 8 semaines. Tant qu'il persiste, le port de chaussure du commerce reste illusoire ainsi que la reprise d'un moyen de transport collectif et du travail.

Quand peut-on reprendre la marche ?
Comme pour toute intervention chirurgicale sur un membre inférieur, la survenue d'une phlébite* n'est pas exceptionnelle et doit être prévenue. La reprise précoce de la marche reste un bon moyen préventif et évite également le risque d'un enraidissement articulaire.
Pour limiter ces risques, on conseille au patient de faire ses premiers pas le jour même de l'opération avec des chaussures adaptées, en gardant un gros pansement assez compressif et sans dérouler l'avant-pied au sol du côté opéré.
Il existe dans le commerce plusieurs articles chaussants prévus pour la première période post-opératoire, la plupart appartenant au groupe des CHaussures Thérapeutiques à Usage Temporaire. Comme expliqué précédemment ces CH.U.T. bénéficient d'une prise en charge, par pied opéré, par les organismes sociaux sur prescription médicale. Il faut prévoir leur achat avant l'hospitalisation. Elles permettent de se déplacer plus facilement sur des petites distances mais n'autorisent pas la reprise de la conduite automobile ou du travail.
Voici quelques modèles et leur marque :

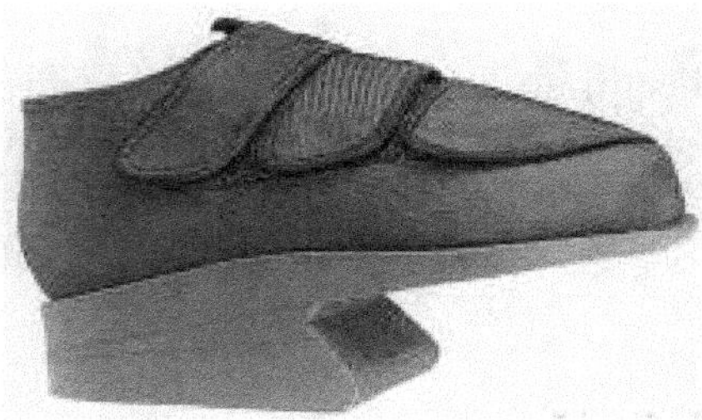
Barouk

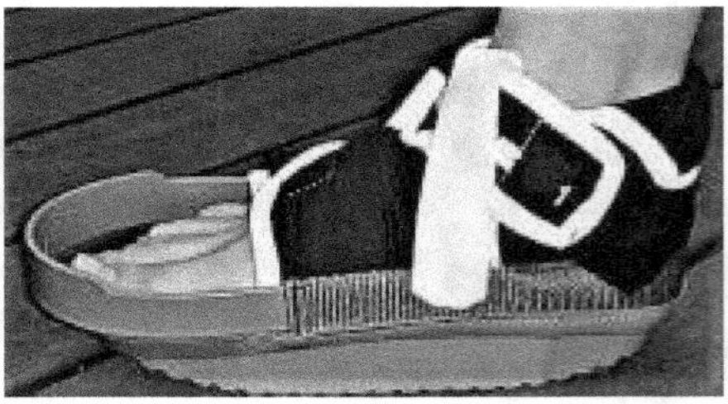
Sober

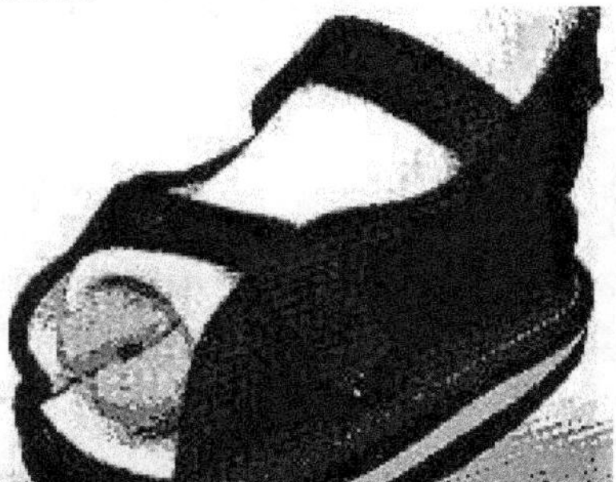
Neut

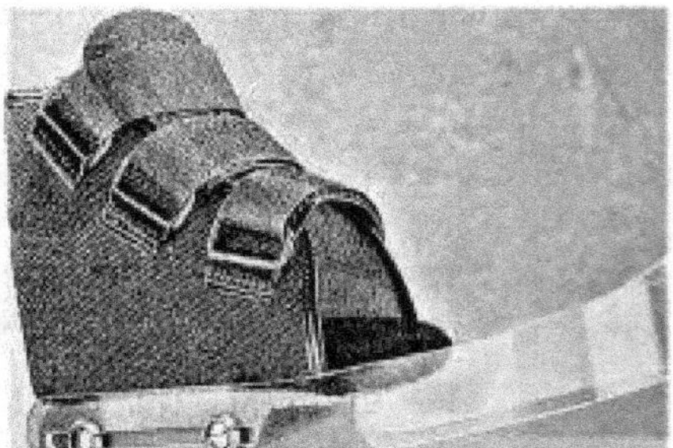
Mayzaud

Quelle est la durée de l'hospitalisation ?
Nous avons évoqué deux choix possibles dans la prise en charge : en ambulatoire ou en hospitalisation.
- En *ambulatoire* : le patient entre dans le service de chirurgie le matin à jeun et sort l'après-midi. Certains anesthésistes préconisent le maintien d'un

cathéter « péri nerveux » pour poursuivre l'injection de produit anesthésiant pendant 48 heures, ce qui suppose une sorte d'hospitalisation à domicile, avec réseau de soins disposant d'infirmières formées. Ce dispositif prévient les fameuses douleurs tant redoutées mais nécessite le respect d'un protocole fixé avant l'opération.
D'autre part, un aidant valide doit pouvoir surveiller la personne opérée pour l'aider dans les actes habituels de la vie quotidienne et intervenir rapidement en cas de problème.

- L'*hospitalisation de courte durée* tend à se développer : entrée la veille de l'opération et sortie le lendemain voire après deux à trois jours. Bien sûr, la durée augmente en cas de complication post-opératoire.
Pour une personne âgée, isolée, habitant en étage sans ascenseur, le passage en centre de rééducation de courte durée s'avère parfois nécessaire mais possible uniquement si le protocole prévoit une place avant l'intervention.
La prise en charge par les organismes sociaux est complète pour ce type de chirurgie.

L'intervention est-elle douloureuse ?
L'opération d'hallux valgus, considérée à tort comme très douloureuse, est plutôt responsable d'un désagrément variable de nos jours. Une bonne anesthésie pendant et après l'intervention élimine la douleur ; les progrès autorisent de boire et de manger dès le retour en chambre et de retrouver rapidement un sommeil de bonne qualité.
Avant le passage au bloc opératoire, une prémédication entraine une somnolence et prévient les complications du stress comme l'ulcère gastrique très fréquent avant la protocolisation de cette précaution.
L'anesthésie générale par voie intraveineuse ou locorégionale par voie péridurale se pratique de moins en moins. On préfère un bloc anesthésique c'est-à-dire une anesthésie locorégionale périphérique, derrière le genou ou la jambe, seule ou associée à une sédation médicamenteuse, morphinique ou non, voire une légère anesthésie générale. Il entraîne moins de douleur, de nausées et de vomissements et reste compatible avec la poursuite d'un traitement antiagrégant plaquettaire pour prévenir une phlébite*. En revanche, il reste moins précis dans le début de l'anesthésie du pied, retardant parfois le geste chirurgical. Enfin, il peut persister une insensibilité du membre de 12 à 15 heures en moyenne, favorisant le risque de chute.

Une information éclairée s'impose en cas de chirurgie ambulatoire surtout si un cathéter péri nerveux sera laissé en place 2 à 3 jours. Dans ce cas, l'opéré doit bénéficier d'une surveillance à domicile et connaître les signes qui justifient un retour en hospitalisation : infection au point d'entrée du cathéter, douleur à type de brûlure, décharge électrique ou de froid intense, anesthésie ou paralysie dans le territoire d'action du bloc. En revanche, l'existence de paresthésies* à type d'engourdissement, de fourmillement, ou de picotement ne doivent pas inquiéter.

Y a-t-il des soins postopératoires à prévoir ?

Deux soins ont déjà été évoqués : la prise en charge de la plaie opératoire et de la douleur en fonction du protocole de l'anesthésiste. D'autres précautions s'imposent pour limiter les complications postopératoires.

La réfection du pansement

Il intervient au bout de 48 heures ou après plusieurs jours, selon le chirurgien, puis trois fois par semaine pendant 15 jours. Il ne faut pas le mouiller ; enfermer le pied dans un sac en plastique pour prendre une douche. Une consultation de contrôle du chirurgien s'impose après deux à trois semaines pour vérifier la cicatrisation.

La lutte contre l'œdème

Pendant cette période postopératoire, il convient de *maintenir le pied surélevé* le plus souvent possible et appliquer une vessie de glace pendant une dizaine de minutes plusieurs fois par jour, surtout en cas de douleur ou de gonflement. Si l'état local le permet, une auto-rééducation ne peut être que bénéfique dès les premiers jours pour mobiliser tous les orteils avec douceur et en décharge, Le port de chaussettes de contention* aide à lutter contre l'œdème, en sachant qu'il peut persister entre 2 à 6 mois en moyenne.

Prévenir une thrombose veineuse

Etant connu le risque de phlébite*, un traitement anticoagulant est instauré, adapté à l'état de santé du patient. Sa durée varie en fonction du geste réalisé, en général deux à trois semaines jusqu'à la reprise d'une marche normale.

Contrôler la douleur post-opératoire

Parfois, la douleur justifie la prise d'antalgique majeur comme la morphine vers la 17e heure. Dans cette indication transitoire de courte durée, il n'y a pas de risque d'accoutumance ou de dépendance.

Eviter l'enraidissement articulaire

Une reprise précoce de la marche aide à prévenir un enraidissement de la première articulation MTP et une phlébite*. Dès le premier jour, on conseille la marche sans déroulement de l'avant-pied au sol, parfois à l'aide de béquilles. On évite les déplacements et les longs trajets la première semaine.

Un chaussage adapté dans le temps

Comme déjà évoqué, les suites opératoires imposent une évolution adaptée de la marche et du chaussage :

CH.U.T. en moyenne pendant une à trois semaines suivi du port de chaussures très larges jusqu'à la fin de la 6e semaine post-opératoire, durée habituelle de consolidation osseuse.

Puis, chaussures adaptées à la grosseur* mesurée de l'avant-pied, chaussure standard du commerce ou chaussure thérapeutique de série type CH.U.P.

Quelle est la durée de l'arrêt de travail après l'intervention ?
L'arrêt de travail initial varie entre 6 et 8 semaines en fonction des données de l'expérience du chirurgien.
Une prolongation s'avère utile en cas d'œdème car un pied gonflé peut difficilement être chaussé, marcher et travailler pendant des heures. Des complications plus rares justifient des arrêts de travail parfois très longs.

Délai de reprise des activités habituelles ?
Pas de reprise de la conduite automobile avant au moins un mois comme pour certains sports comme la natation ou la gymnastique en salle.
Pour le vélo d'appartement ou en salle, il vaut mieux attendre au moins six semaines et trois mois pour les autres sports.

Quand peut-on reprendre des chaussures du commerce ?
En général, il faut attendre la cicatrisation de la plaie opératoire et la disparition de l'œdème. En pratique, le port de chaussures habituelles redevient possible entre le 2e et le 6e mois post-opératoire si l'avant-pied correspond à une 5e ou 6e grosseur* pour une femme ou une 7e pour un homme. Si le volume de l'avant-pied reste supérieur aux mesures standards, la compression inéluctable favorise la récidive de l'hallux valgus et diverses complications post-opératoires.
Il faut apprendre à respecter sa grosseur* d'avant-pied !

Peut-on porter à nouveau des escarpins après l'intervention ?
Le port d'escarpin suppose deux conditions post-opératoires : une bonne mobilité de l'articulation à la racine du gros orteil, en particulier sa flexion vers le haut, en fonction de la hauteur du talon, et un avant-pied de volume compatible avec le port d'une chaussure à tige décolletée sans attache sur le dos du pied.
Mon expérience personnelle m'a permis de constater que moins de 50% des femmes opérées réunissent ces deux conditions leur permettant de porter un escarpin pendant toute une journée.

Quels sont les risques de la chirurgie de l'hallux valgus ?
Comme pour toute intervention chirurgicale, il existe des aléas thérapeutiques impossibles à supprimer totalement.

- Problème lié à l'anesthésie : allergie ou intolérance à un produit, troubles de mémoire souvent transitoires, fatigue post-opératoire.
- Infection du foyer opératoire, parfois redoutable en cas d'infection nosocomiale résistante aux antibiotiques ; prudence si pose d'un drain.
- Retard à la cicatrisation, surtout chez le fumeur.
- Lésion locale : hématome, ecchymose, plaie atone…

Il existe aussi et surtout des risques orthopédiques propre au pied.

- Retard ou non consolidation osseuse ; évolution vers une *pseudarthrose**.

- Défaut du matériel implanté : vis, plaque, agrafe ou autre qui crée des conflits cutanés pieds chaussés ou qui casse. Le chirurgien n'a pas eu à sa disposition le matériel adapté, en taille, à l'anatomie de l'opéré ; il ne peut utiliser que du petit matériel mais un pied supporte des tonnes par jour.
- Ostéonécrose* : sans conteste la complication la plus gênante pour la fonction de l'hallux. Il s'agit d'un véritable infarctus local du tissu osseux.

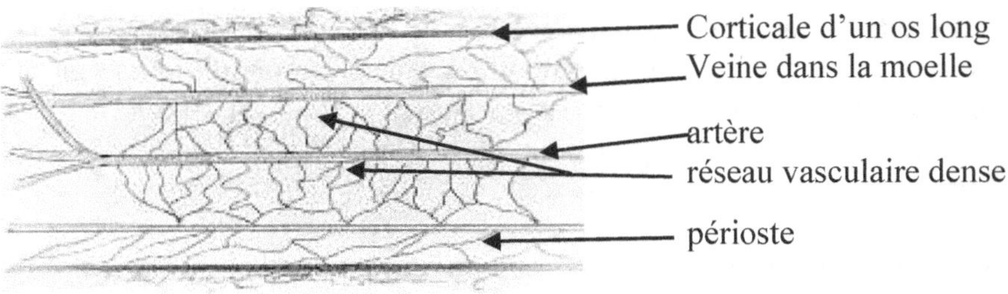

L'os est particulièrement riche en petits vaisseaux

- Comme toutes les cellules du corps, les os ont besoin d'oxygène et de nutriments apportés par les artères nourricières. Lors des découpes osseuses, les ostéotomies*, le chirurgien sectionne de nombreux vaisseaux sanguins à l'aveugle. Lors de la cicatrisation, si leur continuité se rétablit, leur fonction reprend. En cas contraire, une partie de l'os va mourir, se nécroser, par manque d'oxygénation. L'accident survient quelques semaines ou mois après l'intervention et pose souvent des complications catastrophiques au niveau des têtes métatarsiennes, moins graves aux bases de phalange.

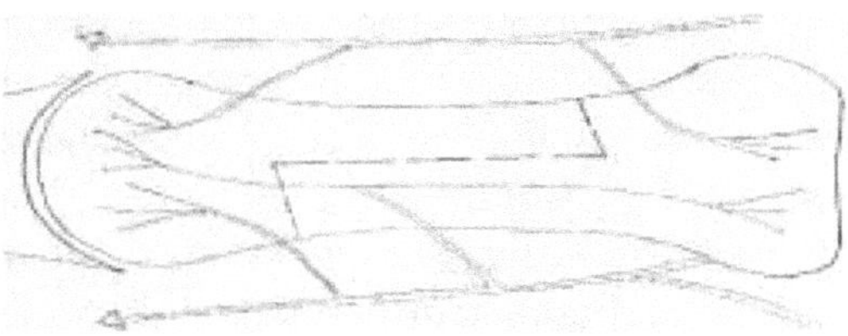

Vascularisation du 1er métatarsien
En théorie, l'ostéotomie de SCARF (tirets) passe en dehors des entrées des artères nourricières de la 1ère tête.

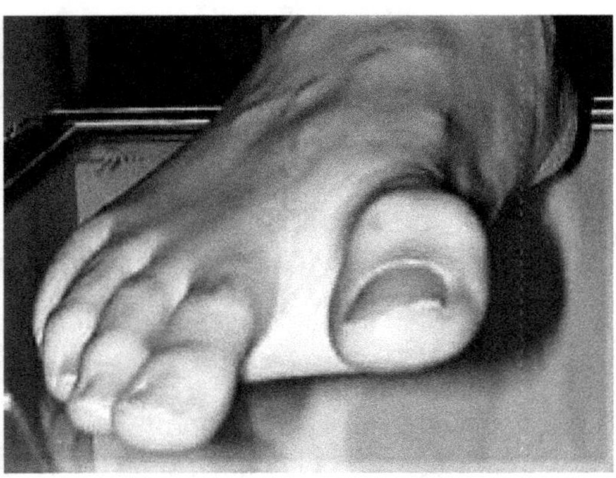

Résultat en cas de nécrose d'une partie dorsale de la 1ère tête métatarsienne = *hallux erectus adductus*

L'anatomie de référence décrite dans les livres ne correspond qu'à l'observation la plus fréquente dans la population mais il existe une très grande variabilité individuelle.
Le principal risque de la chirurgie de l'hallux valgus est la section d'une artère nourricière, non visible à l'œil nu.

- Enfin la phlébite* reste une complication relativement fréquente pour toute intervention sur le membre inférieur. Elle expose au risque vital d'embolie pulmonaire. Réalisation d'un échodoppler au moindre doute.

Que faut-il penser des interventions mini-invasives ?
Contrairement à la chirurgie traditionnelle, la chirurgie mini-invasive se pratique par une ou plusieurs voies d'abord plus courtes offrant un contrôle visuel limité justifiant parfois le recours à une radioscopie pendant l'intervention pour mieux visualiser les abords osseux.
Les gestes réalisés sont les mêmes.
La voie d'abord mesurant que trois centimètres en moyenne, la cicatrisation pose moins de problème, la douleur et l'œdème post-opératoires sont souvent de plus courte durée mais justifient une surveillance plus précoce et plus étroite pour surveiller la cicatrisation osseuse.
Le choix de cette chirurgie mini-invasive dépend
- du chirurgien, de son expérience dans cette technique
- des caractéristiques de l'hallux valgus entre autres, une bonne mobilité articulaire, une absence de luxation articulaire et une déviation peu excessive des axes entre les os de l'avant-pied.

En réalité, quelle que soit la voie d'abord, tous les gestes osseux comportent les mêmes risques cités précédemment.

Qu'est-ce que la chirurgie percutanée ?
Il s'agit d'une technique mini invasive qui corrige des déformations articulaires sans contrôle visuel direct, en se basant uniquement sur la scopie peropératoire ou fluoroscopie.
Les abords osseux sont pratiqués à travers différents points de ponction, grâce à des instruments spécifiques, en particulier des petites fraises motorisées.
Les actes techniques sont limités et reposent essentiellement sur une meilleure orientation de la surface articulaire du premier métatarsien par ostéotomie*.
La pose de matériel d'ostéosynthèse* n'étant pas possible, l'hallux est maintenu orienté en adduction*, par un pansement pendant au moins 8 jours, suivi de la pose d'un écarteur d'orteil pendant un mois.
Les gestes percutanés se limitent à :

- un redressement du gros orteil par une ostéotomie* dite de « varisation », c'est-à-dire en réaxant l'hallux en adduction*
- une correction modérée du *metatarsus varus**, du premier métatarsien
- toute action sur les tendons et les enveloppes articulaires
- une réduction de griffe* d'orteil.

Dans l'absolu, on réserve cette chirurgie à l'hallux valgus symptomatique peu déformé d'un sujet relativement jeune. Le résultat anatomique reste aléatoire mais l'opéré bénéficie d'une récupération fonctionnelle plus rapide.

Faut-il opérer les griffes* d'orteil dans le même temps ?

Les chirurgiens ont tendance à intervenir sur les orteils, en particulier le 2ème, souvent en griffe*, associé à un hallux valgus évolué. Ainsi pensent-ils satisfaire leur patient content de retrouver un pied proche de la morphologie normale.

Malheureusement, mon expérience s'oppose à cette pratique quasi systématique. J'ai reçu en consultation plusieurs opérés très mécontents car très gênés par cette intervention souvent non expliquée et non décidée à l'avance. Il n'existe que quelques gestes pratiqués pour réduire un orteil en griffe* et aucun ne lui permet de retrouver une fonction normale. Soit l'orteil opéré s'enraidit et gêne le déroulé de l'avant-pied à la marche soit il devient mou, inactif et favorise l'apparition d'une métatarsalgie* sous la deuxième tête métatarsienne.

Pour ces raisons, je déconseille fortement le moindre geste sur un orteil en griffe* tant qu'il reste fonctionnel car il est toujours facile de corriger sa déformation par quelques séances de rééducation ou d'auto-rééducation parfois accompagnées du port d'une petite orthèse plantaire.

La décision d'intervenir, ou pas, doit résulter d'un test de bonne fonctionnalité, facile à pratiquer, appelé « test du papier ». On demande au patient debout, pieds nus, sur un sol dur, de retenir avec chaque orteil en griffe* en morceau de papier assez résistant. Il doit retenir le papier pendant que l'examinateur essaye de le retirer.

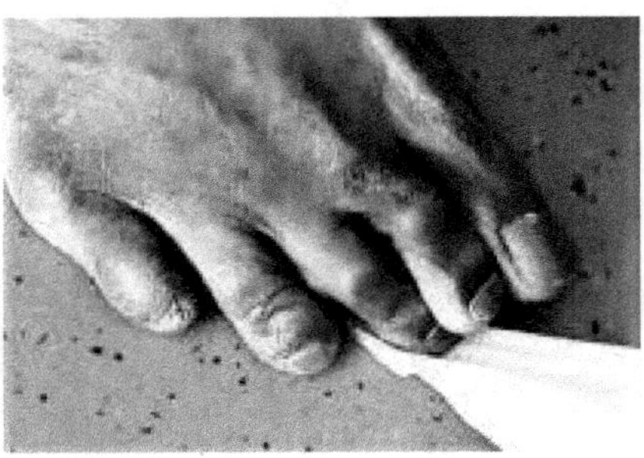

Le patient doit retenir le papier avec son orteil. L'examinateur va tirer sur le papier.

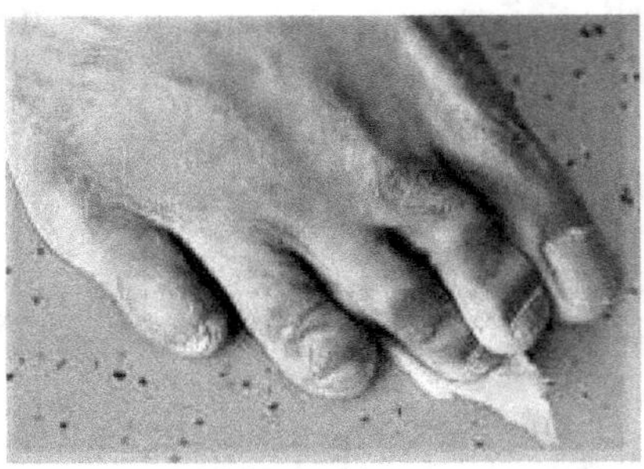

Test positif le papier est retenu ce qui prouve que cet orteil est encore fonctionnel.

Si un bout du papier reste en place, le test est positif : l'orteil, malgré sa position en griffe*, conserve une bonne fonction ; dans ce cas inutile et même inopportun de l'opérer. Dans le cas contraire, l'orteil n'étant plus fonctionnel, rien ne s'oppose à la correction de sa déformation source de douleur ou de cor dorsal à la marche pieds chaussés.
En revanche, si le 2e orteil a perdu de son efficacité fonctionnelle, il est fréquent de souffrir en même temps d'un hallux valgus et d'une surcharge du 2e rayon qui se traduit par une griffe du 2e orteil, une douleur métatarsienne plantaire sous la 2e tête et/ou un durillon sous cette tête.
Avant d'opérer le 2e rayon, il faut essayer un traitement médical pour soulager la surcharge : orthèse plantaire si le chaussage le permet, kinésithérapie s'il est encore fonctionnel. En revanche, il faut absolument éviter l'infiltration de la 2e articulation MTP qui aboutit presque immanquablement à une rupture de la capsule articulaire et à la luxation définitive du 2e orteil.

Si ce traitement médical échoue, le chirurgien dispose de différents techniques opératoires :

- un geste sur l'hallux valgus
- un sur le 2e rayon dans le même temps comme l'intervention dite de Weil sur le col du 2e métatarsien qui permet de modifier la longueur du métatarsien, sans perturber l'articulation, et d'aligner sa tête de façon harmonieuse par rapport aux têtes voisines pour retrouver un alignement métatarsien parabolique* idéal
- et parfois un sur la première phalange de l'hallux pour mieux réaxer le premier rayon (ostéotomie fixée par une agrafe).

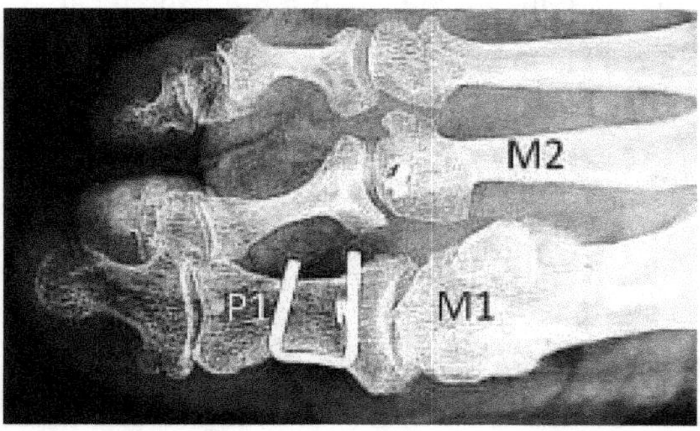

Intervention dite de Scarf du 1er métatarsien
+ ostéotomie de la 1ère phalange P1

+ Weil sur le 2e métatarsien.

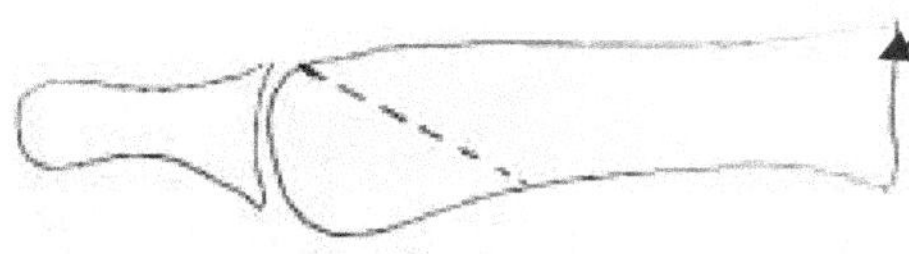

Trait de découpe d'un métatarsien de profil

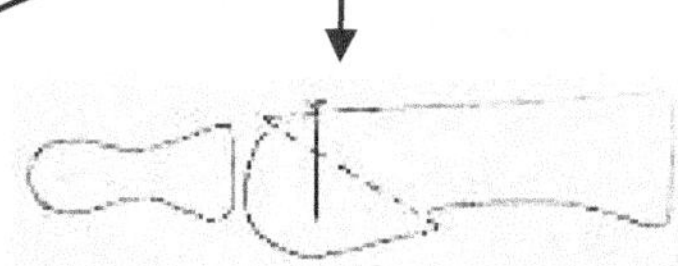

Après transfert de la tête

III/ Complications possibles et leur prise en charge

Le traitement chirurgical d'un hallux valgus, quelle que soit la technique, comporte une période d'inconfort inévitable. En revanche, il importe de dépister rapidement une évolution inhabituelle.

Que faire en cas de douleur prolongée après l'intervention ?

Dans les jours qui suivent l'arrêt de l'effet de l'anesthésie, il faut systématiquement poursuivre le traitement antalgique en fonction de la durée de la douleur et de son intensité : paracétamol, anti-inflammatoire, tramadol, voire morphine… selon la prescription du médecin.

Une douleur qui se prolonge plus de six semaines doit être considérée comme inhabituelle et justifier une nouvelle consultation du chirurgien, surtout si elle s'accompagne d'autres signes cliniques en particulier : un abcès local, une déformation du pied, une esquive d'appui sur une partie du pied à la marche, une boiterie, un œdème, un trouble de la sensibilité podale, une anesthésie locale, un cor ou un durillon débutant.

Une douleur qui persiste plus de 3 mois, est-ce normal ?

Un œdème persistant plus de 3 mois n'a rien d'étonnant, en revanche une douleur post-chirurgicale de plus de 6 à 8 semaines justifie une consultation médicale sans tarder. La persistance des deux doit faire évoquer une algodystrophie*. [Voir ci-dessous]

A priori, le médecin doit éliminer en priorité une infection, une ostéonécrose* ou un défaut de consolidation osseuse. La recherche d'une cause passe par un examen clinique approfondi et la prescription d'un bilan par imagerie médicale de la zone opératoire.

Parfois, la douleur trouve son origine dans un simple traumatisme d'un petit rameau nerveux : étirement ou compression par un tissu œdématié ou par le port d'une chaussure trop contraignante.

Est-ce que je n'aurai plus de problème après une chirurgie réussie ?

Aucun chirurgien spécialiste du pied ne peut honnêtement le garantir. Répétons que la chirurgie de l'hallux valgus reste une intervention à risque fonctionnel pour plusieurs raisons. Comme déjà expliqué précédemment, l'origine de la déformation est multifactorielle. Chez un même consultant deux facteurs contradictoires peuvent coexister ; dans ce cas, la correction chirurgicale d'un de ces facteurs peut entraîner une décompensation de l'autre et déclencher de nouveaux ennuis.

Lors de mon activité professionnelle comme médecin du pied, j'ai rencontré plusieurs patientes avouer regretter de s'être fait opérer. Elles considéraient que leur souffrance avait changé mais qu'elles se trouvaient bien plus gênées qu'avant l'intervention !

Il existe plusieurs raisons à ce mécontentement, détaillées ci-dessous.

Sur quels critères reconnaît-on une complication ?
Il est logique de parler d'échec après un délai de plus de 6 mois devant un ou plusieurs des principaux symptômes suivants :

- douleur à la marche ou au repos de l'hallux ou d'un petit orteil,
- récidive précoce de la déviation du gros orteil,
- apparition d'une autre déformation de l'hallux,
- défaut d'appui au sol de la pulpe de l'hallux,
- raideur gênante de la première articulation MTP,
- œdème persistant devenant chronique,
- impossibilité de reprendre le port d'une chaussure de série standard
- forte perte de sensibilité de la pulpe de l'hallux.

Toutes ces constatations correspondent à un échec pour le patient. Certaines de ces souffrances peuvent bénéficier d'un traitement médical, orthétique voire à nouveau chirurgical dans quelques cas.

Quelles sont les complications des parties molles les plus spécifiques ?
La peau est relativement fine en regard de la saillie de la première tête métatarsienne.

Lésions de la peau

Chez certains patients la voie d'abord se complique d'un hématome, d'une plaie, d'une ecchymose ou autre lésion.

Il faut bien surveiller la cicatrisation en particulier chez le fumeur, le diabétique et chez ceux qui ont des pathologies des vaisseaux sanguins et des nerfs des membres inférieurs.

La reprise trop précoce de la marche, même avec une chaussure thérapeutique, retarde parfois la cicatrisation et favorise une infection locale.

*L'algodystrophie**

Le plus gênant reste la persistance d'un gonflement de tout ou partie du pied et parfois de la cheville pendant 3 à 6 mois voire plus.

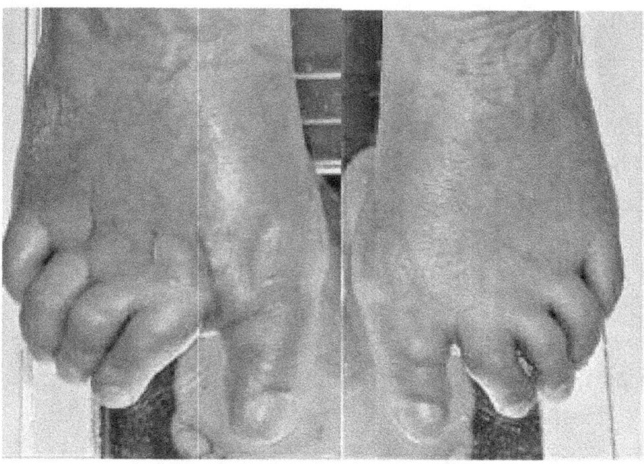

Algodystrophie du pied droit

L'œdème et la douleur compliquent la reprise précoce de la marche normale et le chaussage. Dans ce cas, il faut penser à une affection appelée algodystrophie*. Comme son nom l'indique, il s'agit d'un trouble de la trophicité des tissus accompagné de douleurs parfois intenses. Malheureusement, cette maladie relativement fréquente après une chirurgie du pied, survenant dans environ 5 à 10% des cas, n'est pas facile à diagnostiquer car il n'existe aucun signe d'examen spécifique.
Il s'agit d'un diagnostic « d'élimination » après avoir écarté toute autre cause comme une infection, une maladie rhumatismale, métabolique, neurologique, vasculaire ou autre. Elle apparaît plus volontiers chez les patients anxieux.
Quelques observations orientent vers cette complication :

- Les douleurs apparaissent trop intenses pour de faibles stimulations, voire au moindre contact ; on parle d'*hyperalgésie*.
- En conséquence, les massages même doux et la kinésithérapie traditionnelle accentuent souvent les douleurs et doivent être évités.
- Un aspect local impressionnant : œdème, sueurs parfois profuses, coloration bleu sombre de la peau qui devient luisante et sans poil, variation de sa température à type de chaleur ou de refroidissement local.
- Paradoxe frappant entre l'intensité des symptômes constatés par rapport à l'absence de signes physiques objectifs et la négativité des explorations complémentaires.
- L'absence d'atteinte d'un territoire neurologique anatomique bien circonscrit difficile à expliquer.
- La durée prolongée par rapport à l'évolution attendue des lésions.
- L'absence d'efficacité de tous les traitements essayés.
- Avec le temps, un enraidissement des articulations, une extension bilatérale et vers le genou peuvent survenir.

En pratique, il s'agit d'une maladie bénigne, persistante de 6 à 24 mois et passant souvent par trois phases ; une phase chaude, une phase froide puis la guérison le plus souvent sans séquelle. Il persiste rarement, des séquelles trophiques et des rétractions de tendon.

Quelles sont les complications osseuses les plus spécifiques ?
On distingue trois types de complications ostéoarticulaires.

1/ Les retards de consolidation osseuse

La plupart du temps, cette complication implique le consultant lui-même en raison d'un problème physiologique, d'un terrain particulier (maladie génétique ou vasculaire) ou d'un non-respect des délais de reprise de la marche et du travail. Le plus souvent, il ne s'agit que d'un simple retard qui nécessite un temps de consolidation supérieur à la moyenne ; en allongeant la durée de repos, tout rentre dans l'ordre.
Quelque fois, l'ostéotomie* a du mal à se consolider. On parle alors d'une *pseudarthrose**.

Cette complication doit bénéficier de traitements complémentaires à revoir avec son chirurgien.

2/ Les ostéonécroses secondaires*

Comme déjà évoqué dans le paragraphe sur les risques de la chirurgie, l'ostéotomie étant réalisée selon un protocole préétabli, le hasard peut provoquer une section d'une petite artère nourricière, essentielle à la vascularisation d'une partie de l'extrémité d'un os, sa tête ou sa base. Il s'ensuit une nécrose de cette partie qui ne reçoit plus de sang. En fonction de sa localisation, différentes complications apparaissent.

- En cas d'ostéonécrose* dorsale ou plantaire :

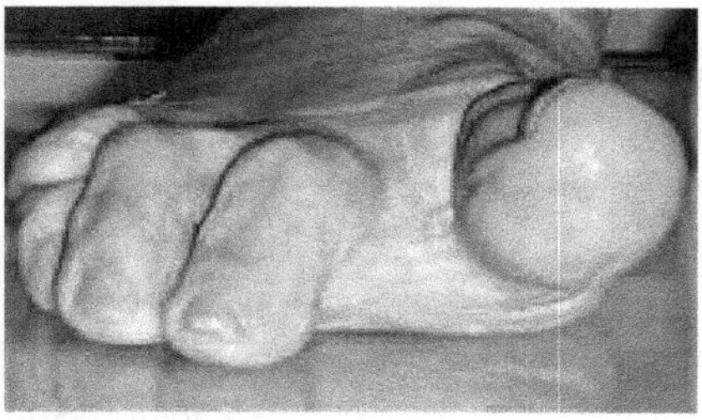

Hallux erectus

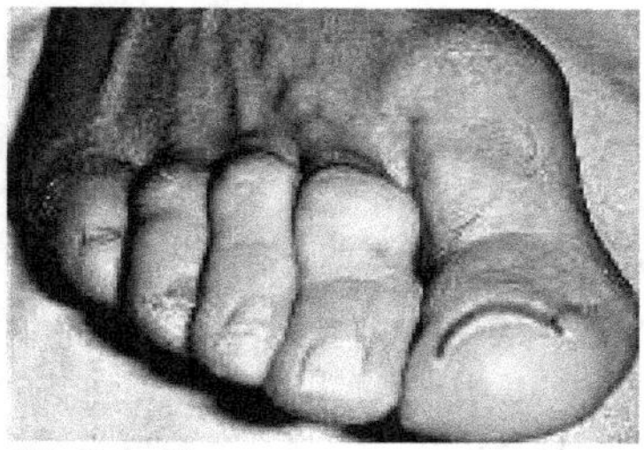

Hallux flexus

En cas de nécrose dorsale de la première tête métatarsienne, l'orteil s'oriente vers le dos du pied en permanence (*hallux erectus*). La perte d'appui de la pulpe augmente la surcharge fonctionnelle du deuxième orteil, sa mise en griffe et ses complications.

En cas de nécrose plantaire de M1, l'orteil s'oriente en permanence vers la plante pied (*hallux flexus*), rendant douloureux le déroulé du pas.

- En cas d'ostéonécrose* latérale ou médiale :

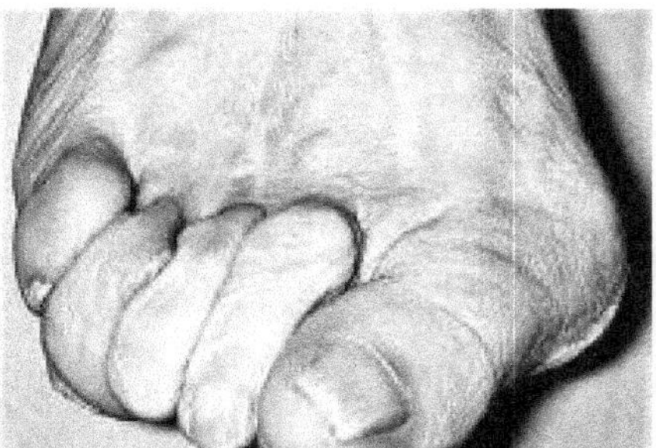

Hallux valgus récidivant après ostéonécrose* latérale* de la 1ère tête métatarsienne

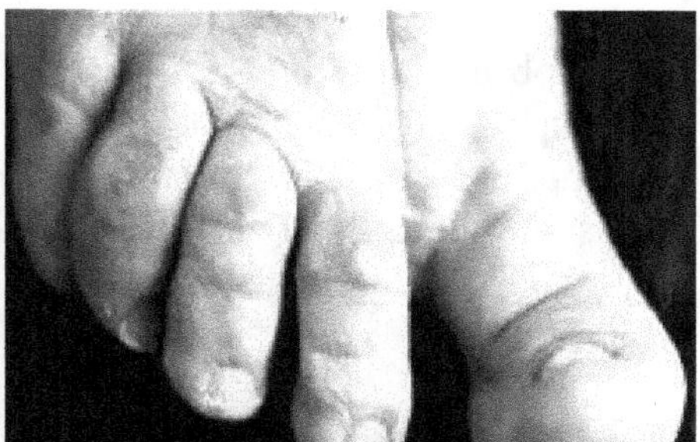

Hallux adductus après ostéonécrose* médiale* de la 1ère tête métatarsienne

- En cas d'ostéonécrose* incluant le cartilage articulaire :

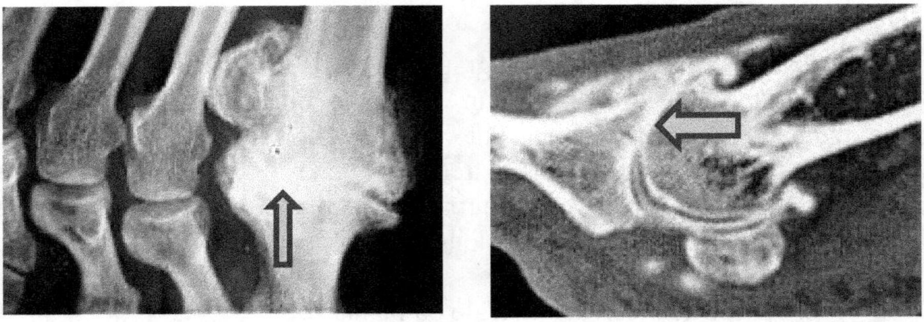

Disparition du cartilage articulaire en radiographie et en arthroTDM

L'évolution se fait plus ou moins rapidement vers une arthrose*. On parle d'*hallux rigidus*. La première manifestation se traduit par une raideur articulaire à distance de l'intervention. Plus ou moins longtemps toléré, cette complication devient gênante quand l'orteil perd trop de mobilité vers le dos du pied ; il faut au moins 40° de flexion dorsale pour bien marcher et mener une vie courante normale.
Lorsque des *becs de perroquets* ou *ostéophytes** se forment des lésions de conflit apparaissent au contact de la tige des chaussures.

Il existe parfois une simple raideur post-opératoire, sans évolution vers une arthrose, mais toujours source de douleurs et de problèmes fonctionnels à la marche. Elle succède soit à un geste articulaire comme l'ouverture de l'articulation MTP pour réduire la grosseur de la 1ère tête métatarsienne, soit à une suture excessive de réduction de longueur de la capsule distendue en médial*. Une forte douleur post-opératoire qui tend à limiter le déroulé précoce du pas favorise cette complication.

3/ Les erreurs chirurgicales
Elles s'observent le plus souvent au cours d'intervention par un chirurgien peu expérimenté en podologie qui ne corrige pas certains facteurs prédisposants essentiels ou qui veut trop bien faire en réalisant des sections osseuses excessives. D'où les premiers conseils en début de ce livre, de toujours se faire opérer par un chirurgien spécialiste du pied presque exclusivement.

- Défaut de correction initiale

Un geste trop minimaliste comme une simple « bossectomie ». Sans réduction des facteurs favorisants la déviation, les mêmes causes reproduisant les mêmes effets l'hallux valgus récidive plus ou moins rapidement ; en cause, soit un mauvais apprentissage ou une formation uniquement théorique de la technique utilisée.

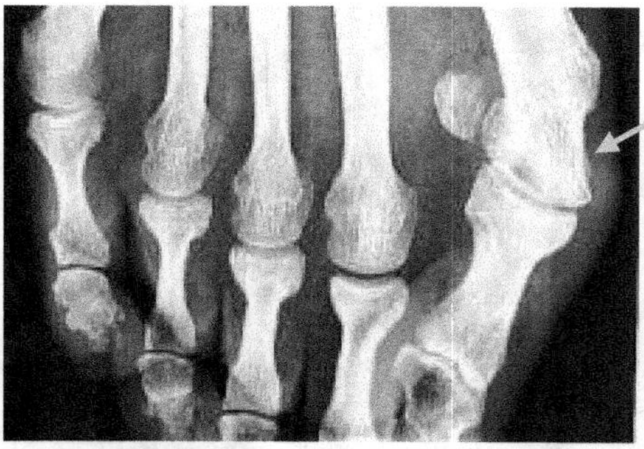

Simple « bossectomie »

Persistance du *metatarsus varus* et de la luxation de la 1ère tête par rapport au sésamoïde.
Récidive assurée.

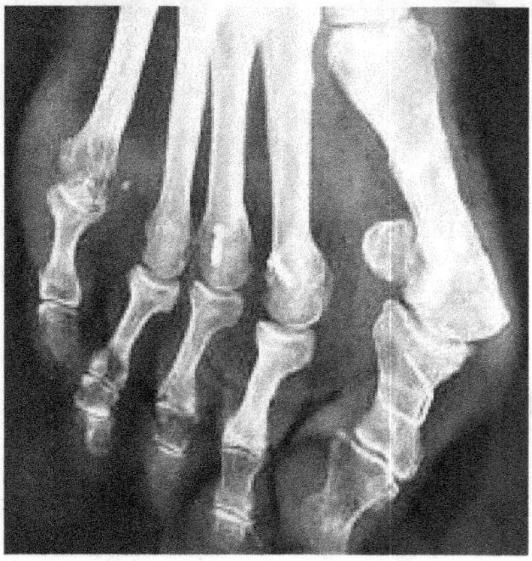

Scarf inefficace

Persistance de presque tous les facteurs de prédisposition présents avant l'intervention !

Seul l'alignement parabolique des têtes apparaît correct.

Les radiographies ci-dessus montrent une persistance du *metatarsus varus** et de la luxation entre la 1ère tête et le sésamoïde latéral* ; deux des principaux facteurs favorisants persistent. Une mauvaise augure.
D'après le cliché au-dessus, le chirurgien a effectué un Scarf sur le 1er métatarsien et une ostéotomie de la premier phalange du gros orteil mais n'a pas du tout corrigé les défauts : il persiste un angle d'hallux valgus très dévié. Dans les deux cas, la récidive des souffrances semble inéluctable.

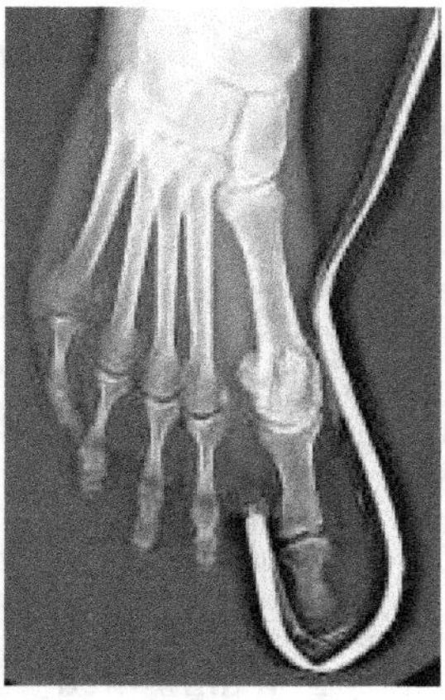

Intervention illusoire sur les parties molles renforcée par une contention *rigide* de l'hallux en adduction pendant la période post-opératoire.

Récidive rapide de l'hallux valgus à prévoir.

- Excès de correction

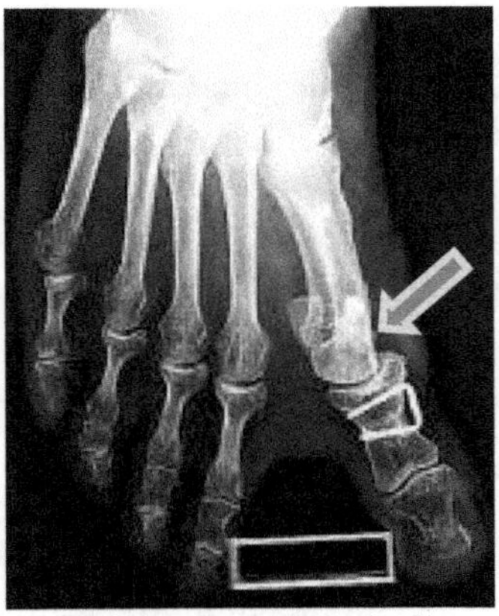

Ablation excessive de la partie médiale* de la première tête

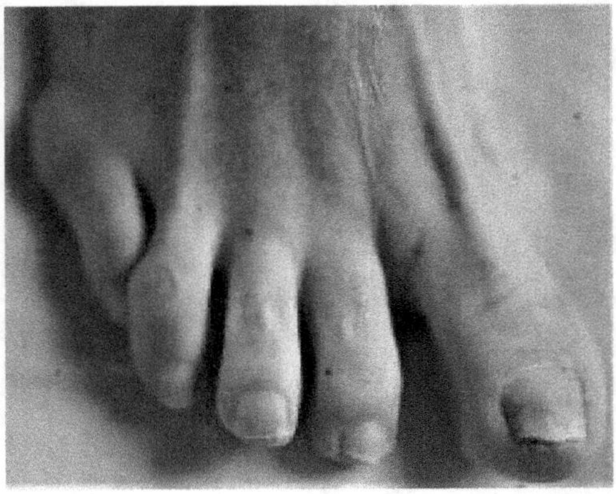

Conséquence clinique : *hallux adductus*

Le positionnement en *add*uction excessif de la 1ère phalange provoque un *hallux adductus* très gênant pour enfiler un collant ou une chaussette et trouver chaussure à son pied. Rappelons que normalement, le gros orteil doit toujours être légèrement dévié en abduction, par rapport à l'axe du 1er métatarsien pour faciliter le déroulé du pas.

L'hallux adductus ou *varus* représente une gêne réelle sur les plans esthétiques et fonctionnels. L'avant-pied devient comparable à celui des grands singes à la marche, le gros orteil se plaçant vers l'intérieur. Il rend acrobatique l'enfilage de bas sans accroc et douloureux la marche pied chaussé à chaque pas.

- Geste mal réalisé

La moindre saillie osseuse persistante, à partir d'un millimètre, provoque une lésion de conflit pied chaussé.

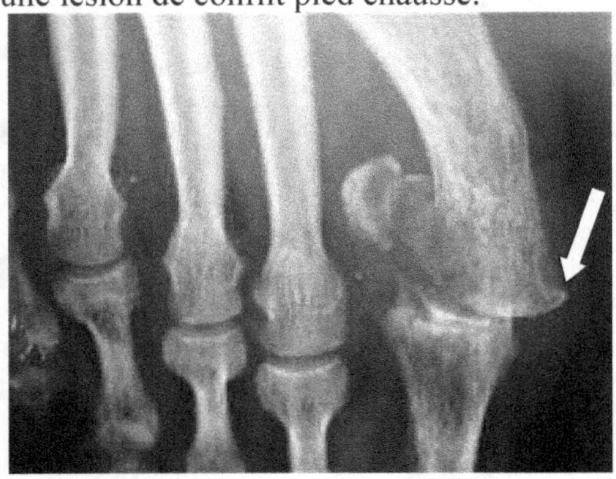

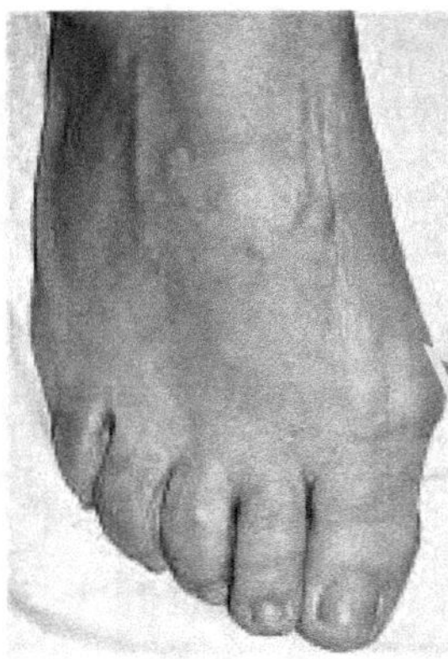

La persistance d'une pointe osseuse saillante, même d'un millimètre, ne pardonne pas sur un pied chaussé

- Matériel mal adapté ou défectueux

Tous les pieds ne sont pas identiques. Le chirurgien doit disposer de matériels d'ostéosynthèse* de plusieurs tailles en longueur et en grosseur ; d'où l'intérêt de confier son pied à un chirurgien spécialisé.

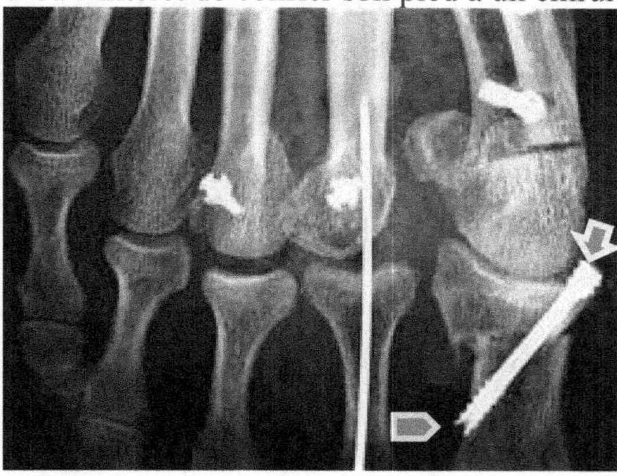

Utilisation d'une vis trop longue.
La tête de vis trop saillante ainsi que sa base sont à l'origine de conflits locaux particulièrement douloureux.

Ne pas oublier que dans notre pays, nous portons des chaussures relativement serrées à l'avant.

Voici d'autres exemples de matériels traumatisants.

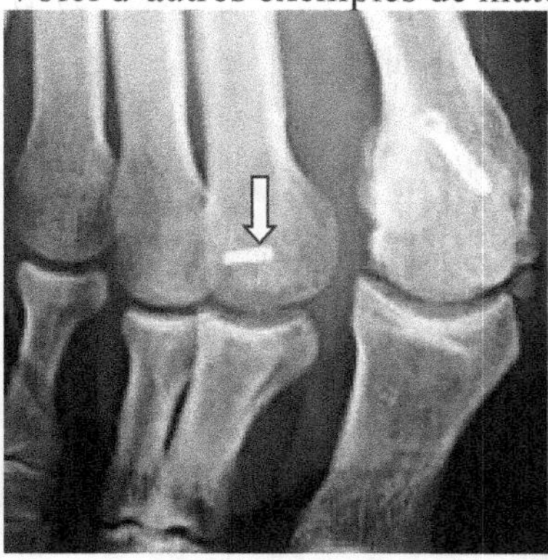

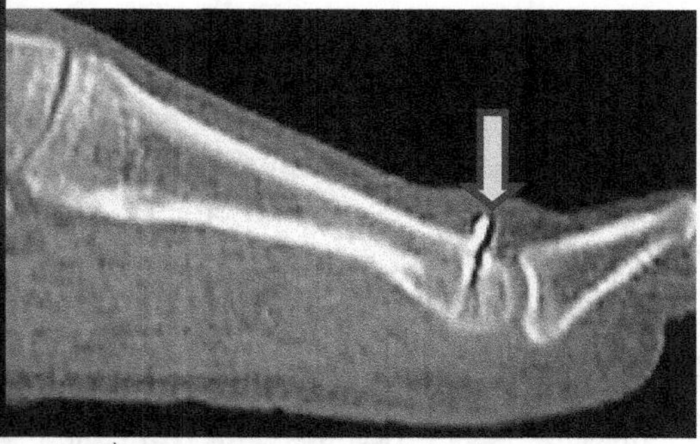

Petite vis sur la tête du 2ème métatarsien mal fixée

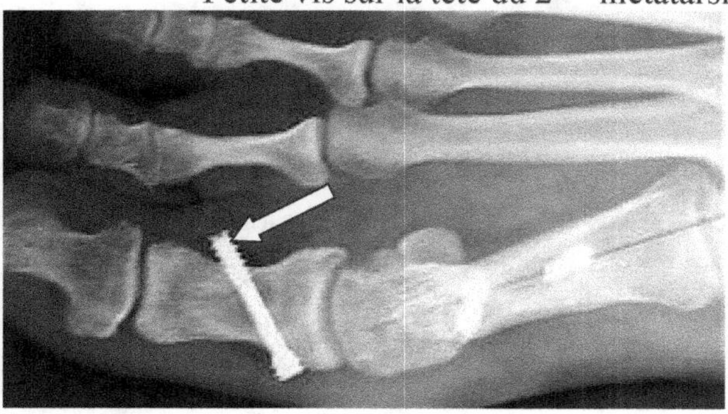

Autre cas de vis trop longue pour fixer une ostéotomie de la phalange proximale.

Scarf du 1er métatarsien fixé par deux vis.

4/ Quelques précisions importantes et remarques :

Toutes les photographies présentées dans ce livre ont été réalisées sans trucage et je possède une collection de plusieurs centaines de clichés comparables. Il ne s'agit donc pas de cas exceptionnels !

Parmi les observations incroyables, je me souviens d'une consultante qui s'étonnait de se réveiller après l'intervention avec un hallux valgus plus dévié qu'au départ. Le chirurgien avait simplement réalisé un Scarf à l'envers ! Au lieu de rapprocher la 1ère tête métatarsienne de la 2ème, il l'avait éloignée, augmentant ainsi considérablement la saillie osseuse médiale et le *metatarsus varus** ; probablement une opération sous l'emprise de l'alcool ou autre substance ? Ici, il s'agit d'un cas exceptionnel.

Comment prévenir ces complications ?
Il convient de respecter quelques règles assez simples pour limiter certains risques de complication.

Pour le consultant :
- Eviter tout stress avant l'intervention quitte à recevoir un tranquillisant afin d'éviter l'algodystrophie entre autres maux.
- Vérifier ses vaccinations en particulier l'antitétanique.
- S'assurer d'une bonne hygiène locale pour lutter contre l'infection.
- En post-opératoire, respecter les consignes du chirurgien pour la surveillance de la cicatrice, la reprise du déroulé du pas et de la marche ainsi que le port de chaussures. Il est indispensable de dérouler le pied à la marche dès que le chirurgien l'autorise quitte à prendre des calmants majeurs si cet exercice se révèle douloureux.
- Dans quelques cas, appliquer les protocoles de kinésithérapie pour la lutte contre la douleur et l'œdème : « GRICE » ou Glaçage, Repos, Immobilisation, Compression, Elévation ; auto-rééducation, application d'un antiinflammatoire local.
- Respecter le volume de son avant-pied, en le mesurant, avant de porter des chaussures industrielles pour s'assurer d'une bonne concordance entre le chaussant* et la grosseur* de l'avant-pied.

Pour le chirurgien
- Utiliser du matériel adapté aux différents gestes envisagés quelle que soit la taille du gros orteil.
- Prendre le temps nécessaire, éviter toute précipitation.
- Ne pas chercher à redonner à l'avant-pied une morphologie parfaite mais favoriser son bon fonctionnement mécanique en se limitant aux gestes à minima indispensables, sans chercher à tout corriger.
- Eviter, autant que faire se peut, l'ouverture de la capsule articulaire de la 1ère MTP. Parfois, la correction du *metatarsus varus** suffit à rendre la saillie osseuse médiale* acceptable.
- Opérer l'hallux valgus dans un bloc opératoire muni d'un microscope puissant comme pour une greffe. Il serait alors possible de repérer l'entrée de l'artère nourricière et d'éviter de la sectionner. Irréaliste sur le plan financier. La cotation pour la prise en charge de l'intervention par les

organismes sociaux est l'une des plus faibles de toute la chirurgie orthopédique. Utiliser un bloc bien équipé ne serait jamais rentable pour les opérateurs.

Répétons que les risques opératoires, comme ceux illustrés précédemment ne sont pas rares ; malgré toutes les précautions, il persiste environ 20% de risques aléatoires, taux élevé pour une chirurgie au XXIe siècle.

Peut-on et doit-on se faire réopérer en cas d'échec opératoire ?

Il importe d'identifier la cause de la souffrance. Certaines comme l'algodystrophie, la fracture de fatigue* du 1er ou 2ème métatarsien, une sésamoïdopathie ou une tendinopathie ne relèvent que d'un traitement médical. Ne pas se précipiter vers le bistouri !

Le recours au chirurgien s'avère nécessaire principalement en cas de séquelle de l'ostéonécrose* post-opératoire responsable d'une récidive d'hallux valgus ou de toute autre déformation de l'hallux rendant pratiquement impossible tout chaussage et bien sûr en cas de complication médicale grave ou invalidante comme l'apparition d'une ostéite infectieuse ou d'une arthrose* très symptomatique.

Malheureusement, de nombreux opérés déçus refusent de revoir leur chirurgien ce qui explique que de nombreux praticiens ignorent les conséquences néfastes de leur intervention. Un médecin spécialiste du pied doit alors trouver une solution pour permettre une reprise indolore de la marche pied chaussé.

En cas d'échec, faut-il revoir le même chirurgien ?

En général, un chirurgien n'aime pas intervenir sur un site opéré par un confrère. Ce principe s'applique encore plus en cas d'échec. Il est donc souhaitable de revoir son chirurgien initial. S'il connaît ses limites ou ne désire pas ré intervenir, il vous communiquera les coordonnées d'un confrère plus spécialisé dans la chirurgie du pied et lui transmettra tous les éléments du dossier, comptes-rendus opératoire et d'hospitalisation, imagerie et examen anatomo-pathologique éventuel. Cette attitude a l'avantage d'informer l'opérateur sur les risques de sa chirurgie et de mieux lui faire appréhender ses limites.

En général, une réintervention vise à améliorer en partie la fonction mécanique de l'hallux et les possibilités de chaussage, souvent au mépris d'une morphologie satisfaisante. Dans ce contexte, plus qu'ailleurs, la fonction doit primer l'esthétique !

Quels sont les risques d'une nouvelle intervention ?

Le retour à un état antérieur avant intervention reste utopique.

Dans quelques cas catastrophiques, le chirurgien doit se résoudre à pratiquer une arthrodèse* pour que le gros orteil retrouve une position spatiale et un alignement satisfaisants par rapport au reste de l'avant-pied.

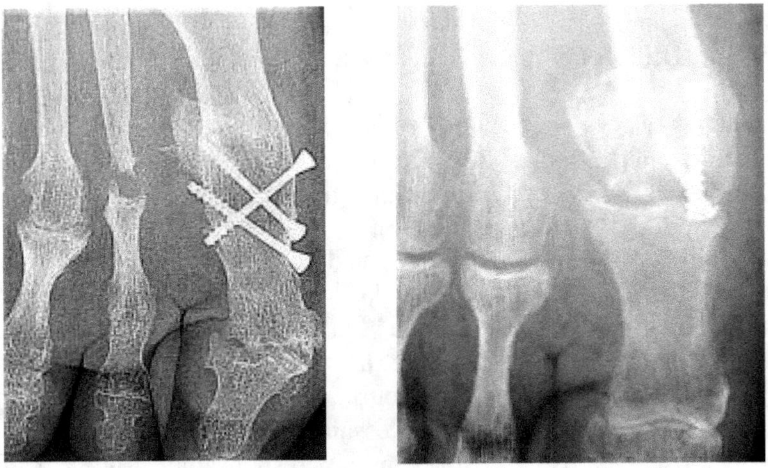

Arthrodèse après infection osseuse ; parfois sans justification

Comme le montre le podogramme ci-dessous, l'arthrodèse perturbe de façon durable la mobilité de l'hallux, son fonctionnement dynamique.

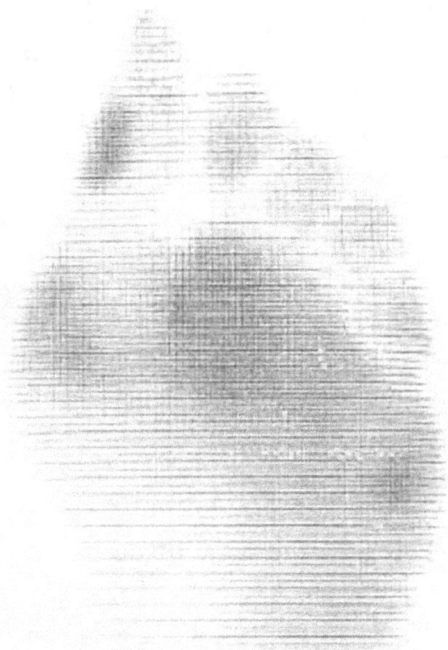

L'appui se concentre sur le bord médial* du premier rayon, sans déroulement sur la pulpe de l'hallux.

L'origine de ce défaut d'appui siège dans l'articulation enraidie de la première métatarso-phalangienne (MTP).

Dans quelques cas extrêmes, le chirurgien doit se résoudre à une amputation, en cas d'infection osseuse, de perturbation mécanique majeure irrécupérable ou autres causes plus rares.

Qu'est-ce que l'arthrodèse ?
L'intervention consiste à faire disparaître une articulation malade en supprimant le cartilage articulaire et en fixant les deux os adjacents en contact étroit grâce à du matériel dit *d'ostéosynthèse** : agrafe, vis, plaque…

En cas d'hallux valgus avec arthrose évoluée ou en cas d'échec post-chirurgical, l'arthrodèse permet de corriger l'éventuelle désaxation en fixant le gros orteil dans une position idéale pour faciliter le déroulé du pas avec une chaussure à talon de hauteur prédéterminer, toujours relativement basse ; un à deux centimètres de dénivelé dans l'idéal, car mesure fixée à vie.
Cette intervention se révèle particulièrement efficace sur les douleurs résistantes de la 1ère articulation MTP quelle que soit son origine.

Quelles sont les conséquences d'une arthrodèse ?
L'intervention entraîne automatiquement un surmenage mécanique des articulations sus et sous-jacentes du premier rayon.
En général, la décompensation survient après 15 à 20 ans d'évolution, responsable de nouvelles douleurs articulaires à la marche. Pour cette raison, il est souhaitable de pratiquer une arthrodèse le plus tard possible, si elle s'avère nécessaire.

Peut-on mettre toute sorte de chaussure après une arthrodèse ?
Il importe de respecter certaines caractéristiques de la chaussure pour marcher toute une journée sans douleur :
- un talon respectant le dénivelé choisi en accord avec le chirurgien ; en effet, la première phalange est fixée sur la tête du 1er métatarsien avec un angle de quelques degrés, en flexion dorsale, pour faciliter le déroulé du pas ; en général, un à deux centimètres car même aux troisième et quatrième âges, il faudra respecter cette inclinaison
- la semelle doit être assez rigide sous le métatarse et les orteils pour limiter leur flexion vers le haut lors de la marche
- il faut favoriser le port de modèle qui s'adapte bien au volume de l'avant-pied : derby cycliste, charles IX, salomé, bottine avec système d'ouverture large… [voir les différents modèles dans le deuxième chapitre]

Existe-t-il des prothèses chirurgicales ?
La pose d'une prothèse consiste à remplacer une ou deux des surfaces articulaires par des implants prothétiques vissés, impactés ou cimentés.
Dans l'idéal, ce procédé permet de remplacer une articulation abimée. L'indication oriente plutôt vers les cas d'arthrose secondaire, donc sans intérêt dans la plupart des hallux valgus.
De plus, tous les matériaux posés depuis environ un demi-siècle se révèlent plutôt néfastes à court ou moyen terme, en particulier ceux en silicone.
La redoutable siliconite survient par pulvérisation progressive de la prothèse en raison des fortes pressions s'exerçant sur l'articulation. Les copeaux de Silastic* compromettent l'ossification après une éventuelle réintervention. Cette maladie peut se révéler très grave et justifier une amputation partielle du premier rayon.

Radio de profil

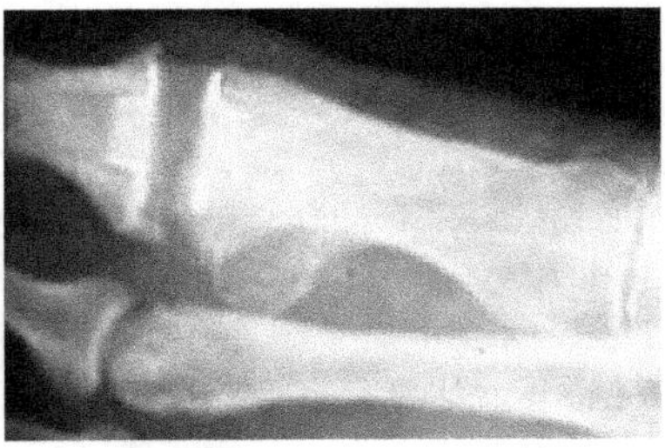

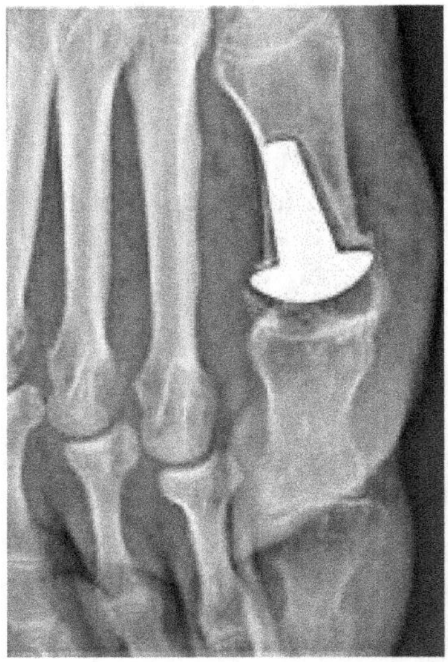

de face

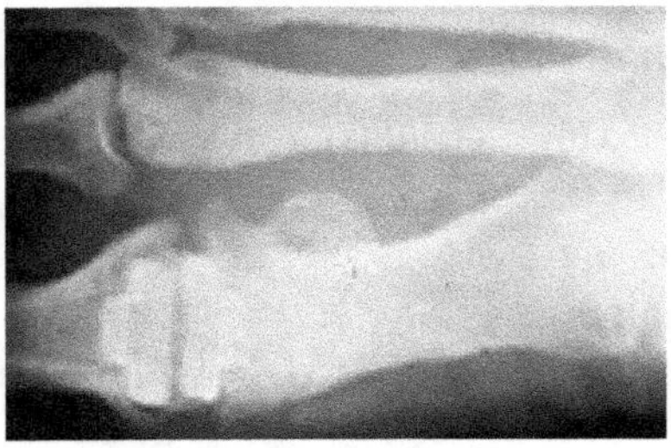

Arthroplastie* dite de Swanson par prothèse en silicone à gauche, métallique à droite

Actuellement, quelques chirurgiens essayent de nouvelles prothèses en pyrocarbone. On réserve cette nouvelle arthroplastie* plutôt à certains hallux valgus compliqués d'arthrose symptomatique. A priori, l'efficacité ne dure que quelques années, nécessitant secondairement une arthrodèse après avoir gagné quelques années de bon fonctionnement de l'hallux.

Peut-on devenir invalide après une opération d'hallux valgus ?

A ma connaissance et d'après ma longue expérience, la marche reste toujours possible quels que soient les échecs d'une cure chirurgicale. Il n'y a aucun risque de terminer en fauteuil roulant, crainte souvent redoutée des consultants mais non exprimée.

En revanche, certaines complications imposent le port de chaussures thérapeutiques à vie lorsque l'avant-pied prend un aspect « inhumain » comme ci-dessous :

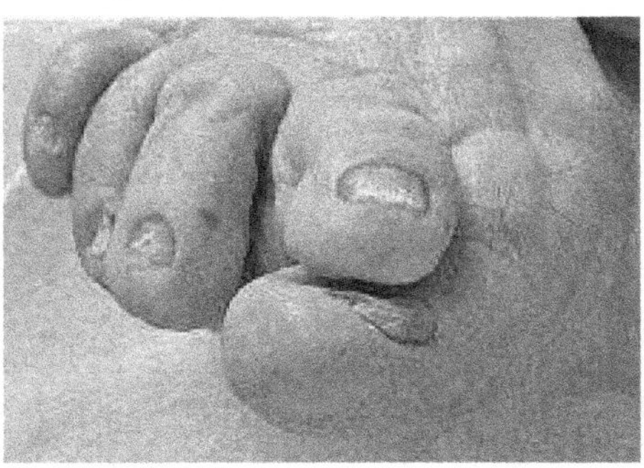

Luxation permanente du 2e orteil

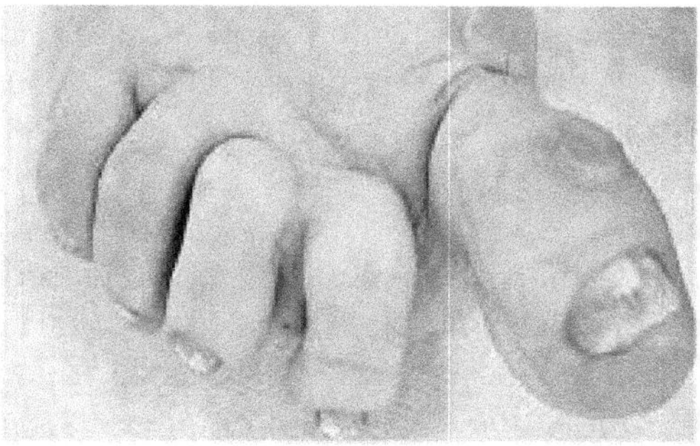

Hallux erectus associé à une adduction ; griffes des petits orteils

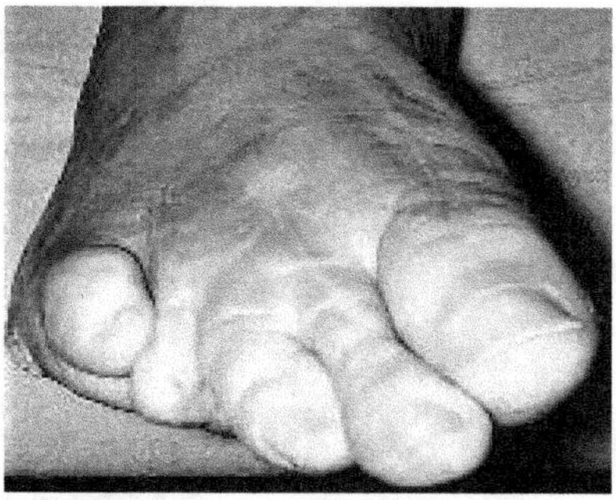

Raideur des 3 premiers orteils, luxation du 5e…

En réalité, malgré l'aspect des orteils ci-dessus, le handicap est plus esthétique que physique.

Que faire si l'on ne souhaite pas se faire réopérer ?
Il faut consulter un médecin compétent en pathologie du pied : médecin diplômé en podologie, rhumatologue ou rééducateur fonctionnel. Il est sensé connaître tous les appareillages disponibles.
Si nécessaire, le spécialiste peut conseiller une petite intervention palliative permettant, avec peu de risque, de retrouver une certaine mobilité perdue. Un petit geste pour une grande autonomie.

Quelles sont les conséquences d'une infection postopératoire ?
Si l'ostéonécrose* représente la complication mécanique la plus invalidante, l'infection est la plus grave sur le plan de la santé générale. Rappelons que les infections nosocomiales contractées en milieu hospitalier, concernent des germes particulièrement résistants aux antibiotiques qui peuvent mettre en péril le pronostic vital.
Malgré le respect de toutes les règles d'asepsie, nul n'est à l'abri d'une telle complication. La meilleur prévention consiste à éviter toute chirurgie qui ne s'avère pas indispensable. D'où le message souvent répété dans ce livre : pas de chirurgie à visée purement esthétique pour un pied !

Peut-on obtenir une réparation judiciaire en cas d'échec ?
En France, il est toujours possible de recourir à la justice contre un médecin ou un chirurgien. Au cours d'un procès récent intenté par une patiente déçue, les experts ont rappelé que « *l'hallux valgus est une affection inesthétique, gênante, parfois douloureuse, mais il n'y a généralement pas nécessité d'opérer et les résultats opératoires sont aléatoires. Il convient donc d'en informer clairement la personne qui envisage de se faire opérer* ». Sage précaution !

Deux procédures possibles :
Pour une poursuite devant une juridiction *pénale*, il faut prouver que le praticien a fait une faute grave : pratiquer l'intervention alors qu'il n'avait plus le droit d'exercer, opérer sous l'empire d'une drogue ou de l'alcool, tenter un assassinat, etc. En cas de condamnation, l'accusé risque une forte amende, sur son capital privé, et une peine de prison.

Pour une poursuite devant une juridiction *civile*, il n'est pas toujours facile de faire reconnaître une faute étant connu la fréquence des aléas thérapeutiques dans la chirurgie de l'hallux valgus. En général, il faut prouver un manque ou un défaut d'information préopératoire, un geste sans rapport avec les accords préliminaires, une erreur du côté opéré, une complication grave non prévue, figurent parmi les motifs les plus fréquents.
Si le chirurgien est reconnu coupable, il bénéficie de la prise en charge de ses frais de procédure par son assurance professionnelle, y compris pour les sommes accordées comme préjudice à la victime. Un médecin expert doit se prononcer sur un lien de causalité entre les dommages revendiqués par le patient et l'intervention pratiquée.
Comme toujours, le doute bénéficie à l'accusé. Un avocat peut toujours introduire un doute. En voici quelques exemples concernant le consultant : N'a-t-il pas fait une chute dans les heures ou les jours qui ont suivi l'opération ? A-t-il respecté strictement les consignes ? A-t-il bien pratiqué les soins post-opératoires prescrits ? A-t-il omis de prévenir le chirurgien de son état de santé réel ? Etc.
Il faut savoir que les juges fixent les différentes indemnisations par rapport à certains préjudices habituels :
- les souffrances endurées, évaluées « de très légères à très importantes »,
- l'agrément, comme l'impossibilité de reprendre une activité antérieure, danse, sport ou autre, avec preuve à l'appui (adhésion à un club…)
- l'esthétique ; l'aspect du pied est-il pire que celui de la déformation antérieure ? Préjudice parfois difficile à évaluer avec objectivité.
- et le plus important, le taux dit d'IPP ou Incapacité Permanente Partielle qui se définit par rapport aux capacités restantes en se basant uniquement sur les séquelles après consolidation des lésions opérées.

Un expert évalue le taux d'IPP par rapport à une lésion extrême c'est-à-dire l'amputation du gros orteil, soit un taux de 12% en accident du travail, 10 à 12% en droit commun. Pour un petit orteil, le taux se situe au-dessous de 2 à 3 % par orteil.
En cas de bocage de l'articulation MTP, l'IPP se situe entre 5 et 10 % en accident du travail et 4 % en droit commun. Le médecin expert évalue l'IPP personnelle par rapport à ces chiffres qui représentent un plafond.
Un juge détermine la valeur financière du point en fonction d'abaques qui tiennent compte de l'âge de la victime, de son niveau scolaire, de son activité professionnelle, de la composition de sa famille, et d'autres critères sociaux.

QUATRIEME PARTIE

Pour en savoir plus

Pour ceux qui souhaitent
mieux comprendre la déformation du gros orteil,
son origine,
son évolution,
ses différentes anomalies
et se perfectionner en science de la chaussure,

Des connaissances et informations non essentielles mais plus techniques, surtout utiles pour des professionnels de santé.

I/ Précisions anatomiques et biomécaniques

Des schémas simples pour mieux visualiser le squelette de l'avant-pied.

Des repères anatomiques indispensables

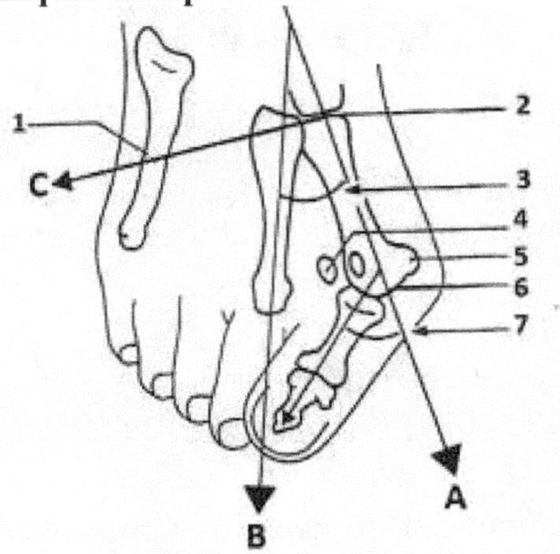

A : axe du 1er métatarsien (M1) ; B : axe du 2ème métatarsien (M2),
C : axe de l'interligne articulaire cunéo-métatarsien (C1-M1)
1 : diaphyse du 5ème métatarsien (M5)
2 : articulation entre le cunéiforme médial* et la base du 1er métatarsien
3 : angle de *metatarsus varus**, entre les axes du 1er et du 2ème métatarsien.
4 : sésamoïde latéral* dans le 1er espace
5 : exostose médiale de la 1ère tête métatarsienne (« oignon »).
6 : tête du 1er métatarsien, articulée avec la base de la 1ère phalange ; 1ère MTP
7 : angle d'*hallux valgus* entre A et l'axe de la 1ère phalange (P1) du gros orteil.

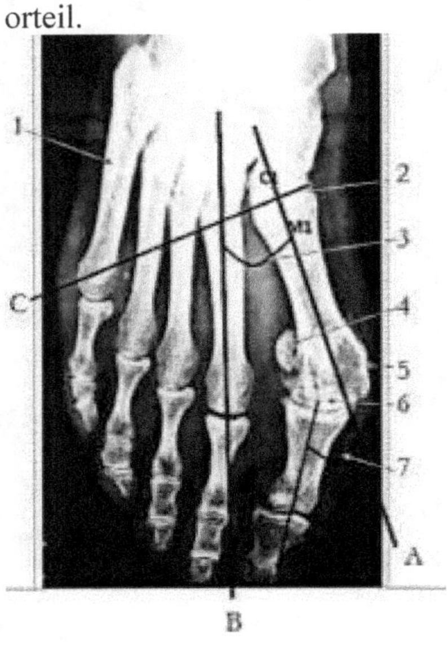

Mêmes repères en radiographie

Normes angulaires :
Angle M1-M2 ou A-B : 8° à 10° (*metatarsus varus**)
Angle M1-P1 : 8° à 12° (*hallux valgus*)
Angle M1-P1 : 2° à 5°

On appelle **rayon** le segment de squelette comprenant un métatarsien et les phalanges de l'orteil correspondant. Il y a donc cinq rayons par pied et l'hallux valgus concerne le premier rayon.

Les os sésamoïdes

La tête du 1er métatarsien appuie au sol par l'intermédiaire de deux petits os, les *sésamoïdes*, contrairement aux autres têtes qui ont un appui direct.

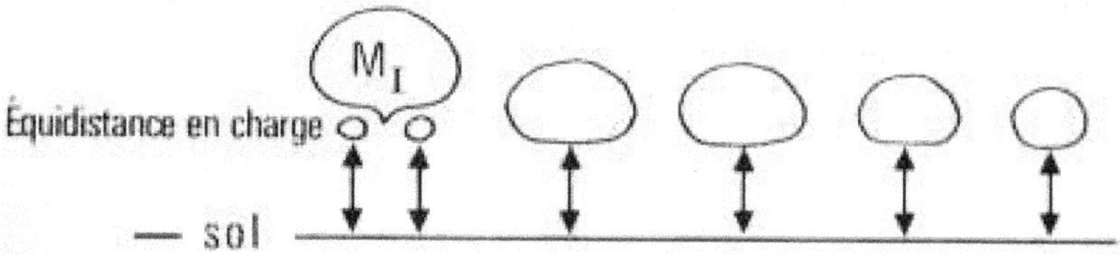

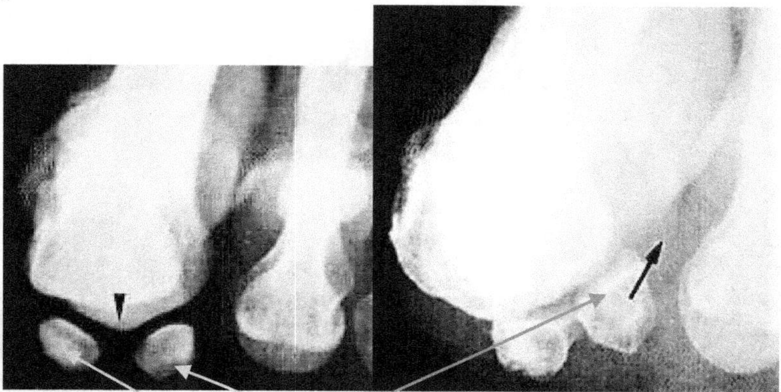

Sésamoïdes médial et latéral

Evolution de la position des sésamoïdes par rapport à la première tête métatarsienne :

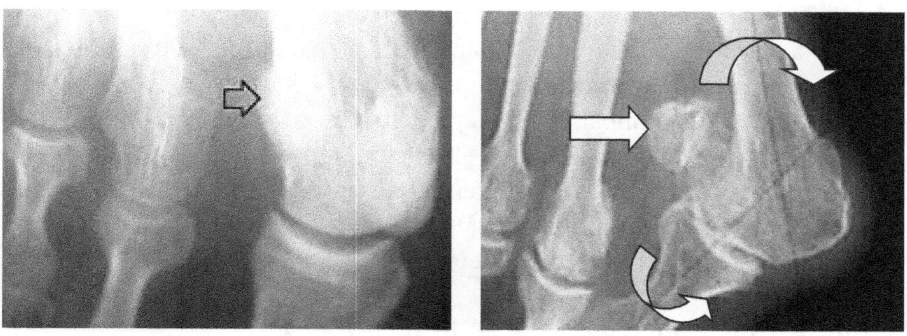

En début d'évolution, le sésamoïde latéral* est à peine visible dans le premier espace entre les 1ère et 2ème têtes métatarsiennes ; à un stade très avancé, la première tête M1 bascule par rapport au sésamoïde médial* ce qui rend le sésamoïde latéral* entièrement visible dans le 1er espace métatarsien. La bascule de la 1ère tête métatarsienne s'accompagne d'une bascule de la 1ère phalange d'où une perte de fonctionnement du premier rayon et l'apparition d'un hallux valgus, et non d'un simple *hallux abductus*.

Exemples de podogrammes* en cas d'hallux valgus
Ces empreintes encrées représentent le meilleur reflet du comportement dynamique de l'avant-pied, en particulier la répartition des pressions du poids du corps sur sa plante.

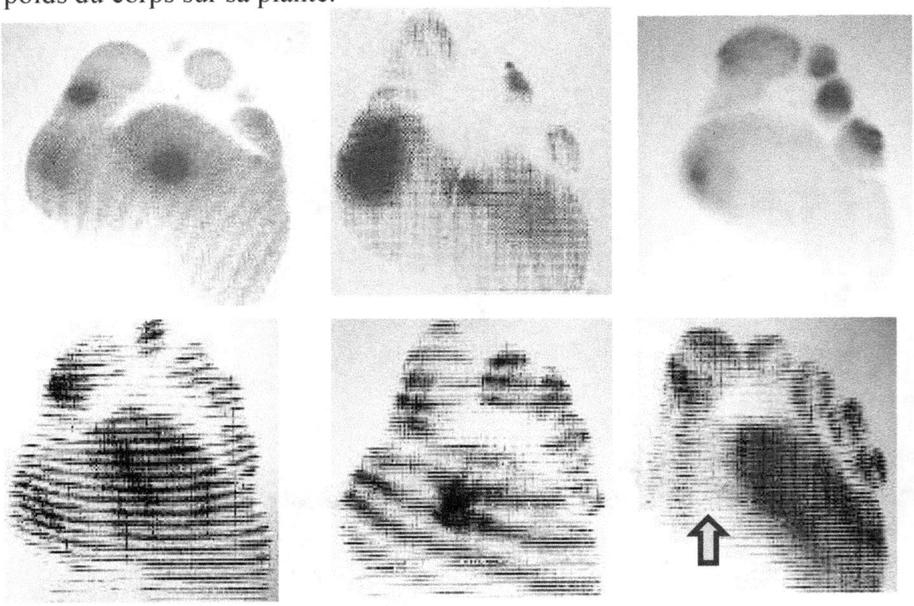

Ces six podogrammes permettent d'observer en direct la diversité des retentissements fonctionnels d'un hallux valgus sur la mécanique de l'avant-pied : surcharge d'une seule tête métatarsienne, de deux, trois..., appuis différents sur les orteils, bascule dynamique de l'avant-pied, etc. Toutes ces constatations aident le praticien à comprendre la dynamique de l'avant-pied. Le plus souvent, il apparaît un appui excessif sur la première tête métatarsienne (M1) mais parfois une absence d'appui comme sur la dernière empreinte en bas, à droite (⇧). On remarque que l'hallux valgus provoque un dysfonctionnement du premier rayon dans tous les cas et qu'il représente bien un problème dynamique et pas seulement esthétique !

Qu'appelle-t-on dysfonctionnement du 1er rayon ?
La pression exercée par chaque rayon* du pied se répartit harmonieusement lorsque le pied se déroule normalement au sol. Un podogramme suffit à objectiver un bon ou un mauvais déroulé du pas.

On appelle *dysfonctionnement* du 1er rayon un excès ou au contraire un défaut de pression sous un des composants du 1er rayon, à savoir la tête du 1er métatarsien (M1) ou l'une de ses deux phalanges (P1 ou P2). Les deux cas favorisent l'augmentation progressive de la déviation de l'hallux valgus.

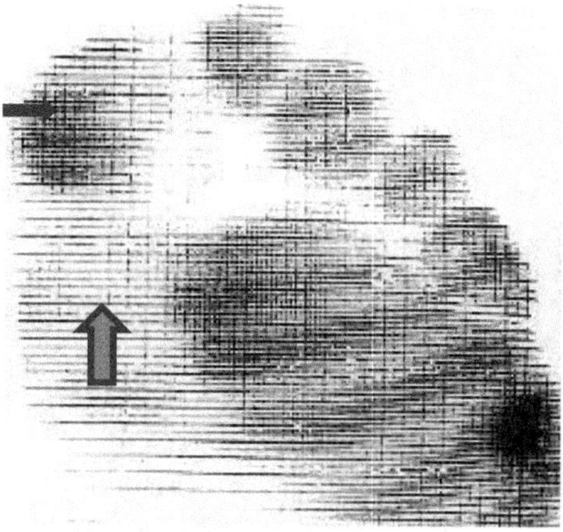

Hallux valgus sans charge sous la 1ère tête métatarsienne par rapport aux autres têtes

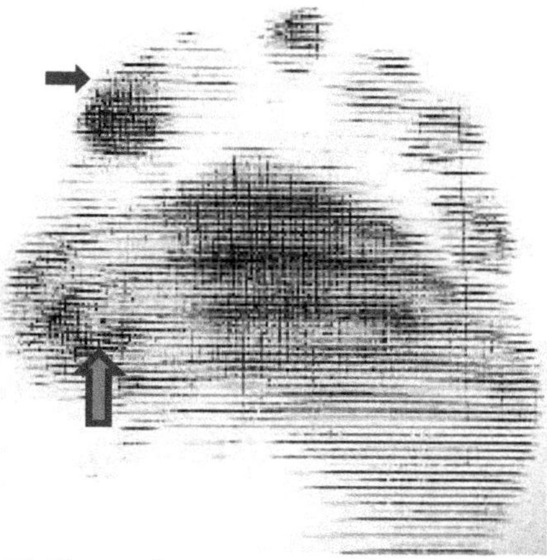

Hallux valgus avec surcharge sous la 1ère tête métatarsienne ainsi que sur la 2ème (M2)

Dans les deux cas présentés ci-dessus, il existe aussi une surcharge localisée sous la première articulation interphalangienne (IP) du gros orteil, essentiellement sur sa partie médiale*.

Le podogramme permet aussi d'observer le comportement de chaque orteil au niveau de sa pulpe. Sur le podogramme de droite, on visualise un appui excessif sur le 2e orteil par rapport aux autres.

Mécanisme d'aggravation de l'hallux valgus

On évoque un cercle vicieux pour expliquer l'aggravation progressive de la déviation dans le temps. Il découle directement de l'anatomie complexe autour du premier rayon métatarso-phalangien.

REMARQUE IMPORTANTE

Tous les muscles cités dans ce livre suivent la dénomination française c'est-à-dire avec un *axe de référence situé au milieu du corps*. De nombreux ouvrages récents suivent une source anglo-saxonne qui considère pour chaque pied un axe de référence situé entre le 2e et le 3e rayon ; ceci explique qu'un muscle adducteur qui rapproche l'hallux du milieu du corps est appelé abducteur par d'autres, et inversement pour les muscles abducteurs…

La dénomination française est plus logique car même les américains parlent d'hallux valgus alors qu'ils devraient parler d'*hallux adductus* ou *varus* car dévié vers le milieu du pied. Incompréhensible !

Un schéma simplifié permet de mieux comprendre l'aggravation progressive de la déviation du gros orteil. Comme le montre la figure ci-dessous, la tête du premier métatarsien se luxe progressivement vers l'axe de référence du corps ; adduction de M1 objectivée par l'apparition du sésamoïde latéral ; et, l'hallux accentue sa déviation vers les petits orteils.

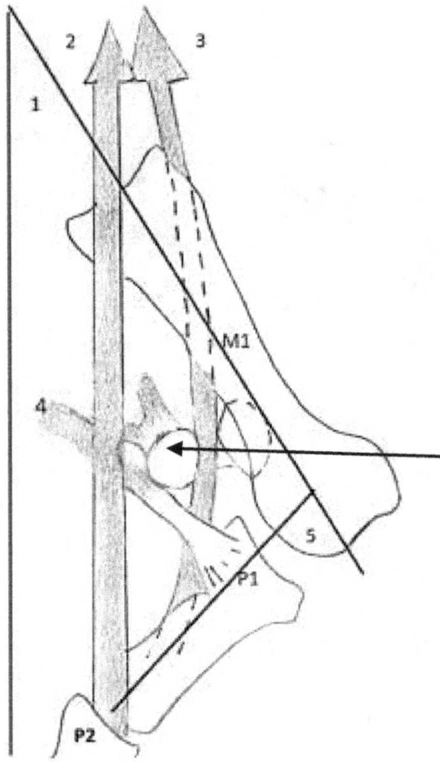

1er rayon vu par sa face dorsale

1 : angle de *metatarsus varus* entre les axes des 1er et 2ème métatarsiens
2 : tendon du muscle long extenseur de l'hallux (le long fléchisseur de trajet parallèle en plantaire n'est pas représenté)
3 : tendon du muscle adducteur* de l'hallux devenu *fléchisseur*
4 : tendons de muscles abducteurs*
5 : angle d'hallux valgus

Sésamoïde latéral* (le médial est sous la tête M1, non visible)
M1 : premier métatarsien.
P1 : 1ère phalange de l'hallux dite proximale.
P2 : 2ème phalange de l'hallux dite distale.

Il faut préciser que c'est bien la 1ère tête M1 qui se luxe et non le sésamoïde comme on pourrait le penser car les deux sésamoïdes, fixés et bien incorporés dans les tendons fléchisseurs, ne peuvent pas se luxer spontanément.
Le phénomène de luxation de la première tête s'amplifie avec le temps car le muscle adducteur à l'origine (3) devient plantaire et l'extenseur (2) devient abducteur* du gros orteil.
L'hallux valgus évolué entrainant un disfonctionnement du gros orteil, les muscles qui s'insèrent à son niveau ont tendance à s'atrophier et se rétracter car moins sollicités. Les muscles fléchisseurs et extenseurs agissent alors comme la corde d'un arc qui se tend, favorisant l'augmentation de la déviation de l'hallux vers les petits orteils.
Une fois la déformation initiée, l'évolution naturelle aboutit à une auto-aggravation :

- l'angle d'hallux valgus, entre le 1er métatarsien et la phalange proximale, s'accentue passant progressivement de 15° à 20°, 25°… jusqu'à parfois 90°,
- l'angle de *metatarsus varus** augmente et la première tête métatarsienne s'écarte de plus en plus de la deuxième,
- le premier métatarsien perd son appui sur le sésamoïde latéral* ce qui entraine un transfert de charge exclusivement sur le sésamoïde médial* qui peut devenir douloureux à cause d'une pathologie de surcharge telle qu'une fracture de fatigue* ou une ostéonécrose*,
- progressivement la tête du 1er métatarsien pivote sur le sésamoïde médial. En parallèle, l'orteil « tourne » et son ongle n'est plus dans le même plan que celui des orteils voisins ; il n'est plus orienté vers le haut mais vers l'intérieur, l'*hallux abductus** devient un vrai hallux valgus,
- le deuxième orteil se met en griffe avec apparition d'un cor à sa face dorsale et souvent un durillon à la face plantaire de la deuxième tête métatarsienne,
- le frottement intense et répété de la face médiale* de la 1ère tête métatarsienne contre une chaussure stimule un cycle d'ostéonécrose*/reconstruction qui aboutit à « l'oignon ». Plus il grossit, plus il devient douloureux et plus il expose à des complications cutanées (érythème*, phlyctène, plaie, infection), sous cutanées (bursite*, fistule) et ostéoarticulaires (ostéonécrose punctiforme, synovite*).
- la surcharge de la partie latérale* de la première articulation MTP aboutit parfois à une arthrose* localisée.

II/ Sur l'origine de la déformation

Dans la grande majorité des cas, la déformation est dite *primitive* et congénitale, c'est-à-dire que toutes les particularités du pied qui prédisposent à l'apparition de l'hallux valgus existent dès la naissance mais peuvent se révéler à toute âge de la vie, dès la naissance comme après 70 ans !
Quelques hallux valgus sont dits *secondaires*. [Cf. premier chapitre]

Qu'est-ce qu'un hallux valgus primitif* ?
Aussi appelé idiopathique ou constitutionnel, c'est-à-dire sans cause unique identifiable ; il apparaît comme la conséquence de *plusieurs facteurs intriqués* qui prédisposent à la déviation excessive du gros orteil.

Congénital ou acquis
Certains médecins évoquent un hallux valgus *congénital* ou *acquis* selon l'âge d'apparition de la déformation, avant 15 ans ou après 35 ans. En fait, la plupart des facteurs à l'origine de l'hallux valgus primitif* existent dès la naissance et sont donc congénitaux au sens médical du terme.
En revanche, la révélation pathologique commençant à un âge plus ou moins avancé ce qui justifie pour certains le qualitatif d'hallux valgus acquis. L'âge

de décompensation dépend de l'importance des facteurs anatomiques de prédisposition, des chaussures portées, des activités professionnelles et de loisir, entre autres.

Héréditaire ou familial

Certains facteurs prédisposants semblent avoir une origine héréditaire ; il s'agit du *metatarsus varus*, du canon égyptien* des orteils, de l'hyperlaxité articulaire, et autres éléments évoqués à plusieurs reprises.

Pour affirmer leur caractère héréditaire, il faut identifier un gène particulier ce qui n'est pas encore bien acquis pour la plupart de ces facteurs. Mais, bien sûr ceci n'implique pas forcément la résultante, c'est-à-dire que l'hallux valgus soit héréditaire. De plus, il faudrait que tous les membres d'une même famille présentent les mêmes facteurs anatomiques prédisposants, ce qui n'est pratiquement jamais observé.

Certains hallux valgus présentent un caractère familial mais non héréditaire (absence de gène identifié).

Rappelons cependant que tous les humains ont un hallux abductus* physiologique donc probablement héréditaire, une des différences entre nous et les grands singes qui ont un hallux adductus*. La même hérédité qui nous donne à tous, un nez, deux yeux, quatre membres…

Des facteurs anatomiques favorisants

La plupart de ces facteurs favorisants ont longuement été évoqués précédemment : *metatarsus varus** supérieur à 10°, grosseur de l'avant-pied hors norme, longueur relative des métatarsiens et non alignement parabolique de leurs têtes, première tête métatarsienne trop sphérique, canon égyptien des orteils ou hallomégalie*, absence congénitale d'os sésamoïde, absence de crête inter sésamoïdienne sous la tête du 1er métatarsien, hyper laxité ligamentaire, triceps sural court, pied plat valgus, etc. Nous avons aussi évoqué l'avant-pied atavique* particulièrement impliqué dans l'évolution vers un hallux valgus mais deux observations plus récentes méritent d'être précisées :

- la *congruence articulaire* métatarso-phalangienne du premier rayon
- et l'*angle DMAA* (en anglais, *Distal Metatarsal Articular Angle*) ou PASA (*Proximal Articular Set Angle*).

La mauvaise congruence articulaire

Les chirurgiens multiplient les observations pour comprendre les échecs relativement fréquents de cette chirurgie depuis plus d'un siècle. Parmi celles-ci, citons la « congruence articulaire » c'est-à-dire le bon emboitement entre les deux zones articulaires, entre la tête du 1er métatarsien M1 et la base de la phalange proximale P1, situées à la racine du gros orteil.

De façon intuitive, plus la congruence est bonne, meilleure sera le résultat fonctionnel. La bonne congruence se traduit, en règle, par des surfaces articulaires parallèles et la mauvaise par des surfaces déviées ou décalées.

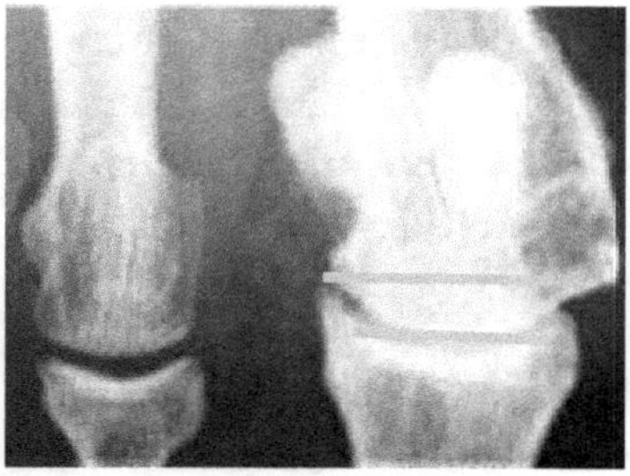

Bonne congruence

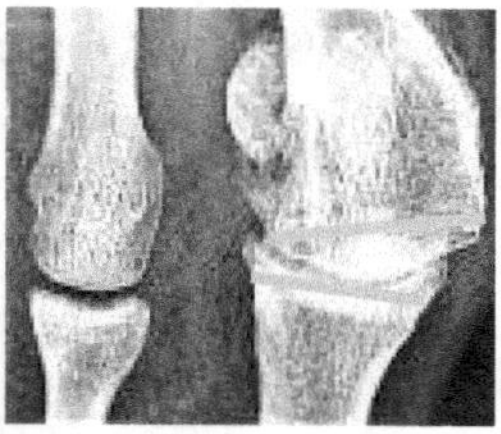

Congruence déviée

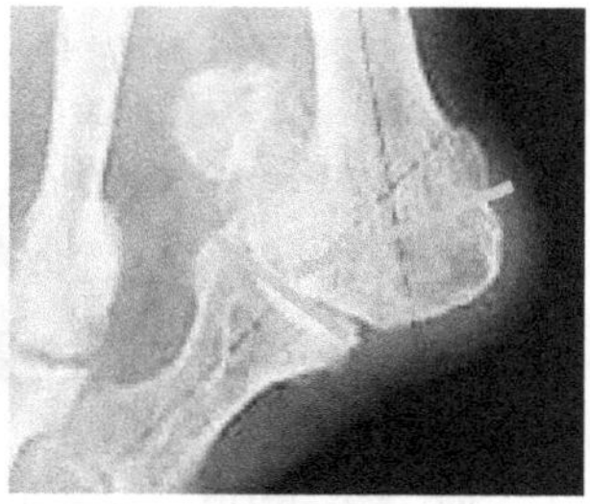

Subluxation articulaire

L'angle DMAA ou PASA

Ces sigles correspondent à des expressions américaines à savoir *Distal Metatarsal Articular Angle* pour DMAA et *Proximal Articular Set Angle* pour PASA.

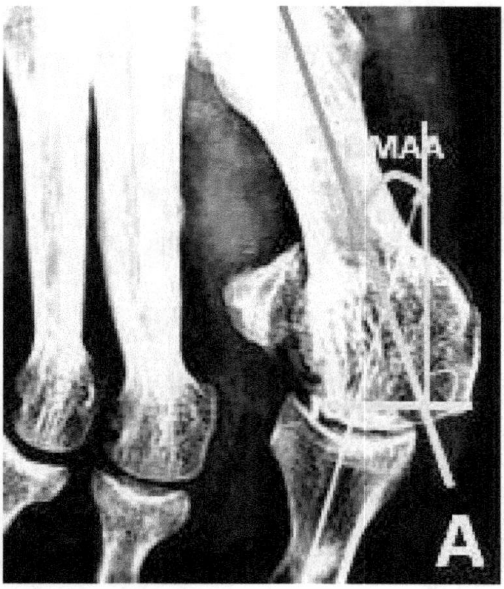

Mesure de l'angle DMAA

Tracer l'axe de la surface articulaire de la 1ère tête métatarsienne M1 entre ses bords médial et latéral ;
Tracer l'axe A du 1er métatarsien

Elever une perpendiculaire au point d'intersection des deux axes précédents.
L'angle DMAA se situe entre l'axe du 1er métatarsien (A) et la perpendiculaire ; sa valeur doit être inférieure à 8°.

Pour un fonctionnement optimal de l'hallux, il existe d'autres angles qui permettent au chirurgien de régler au mieux l'ostéotomie* du premier métatarsien, afin de garantir une bonne évolution post-opératoire.
Ces nouvelles données techniques, difficiles à comprendre pour un non spécialiste, illustrent parfaitement la complexité du geste opératoire et

justifient le recours à un praticien très spécialisé, déjà conseillé à plusieurs reprises.

Qu'est-ce qu'un hallux valgus *secondaire ?**

Moins fréquent que le précédent, il implique de nombreuses pathologies : traumatisme, rhumatisme inflammatoire ou métabolique, maladie neurologique, maladie musculaire et d'autres maladies héréditaires ou acquises plus rares.

L'hallux valgus traumatique

Différents traumatismes favorisent le déclenchement d'un hallux valgus à priori unilatéral. Ils concernent soit les parties molles soit les os. En voici quelques exemples :

- désinsertion d'une attache osseuse responsable d'un déséquilibre entre les structures tendino-ligamentaires abductrices et adductrices

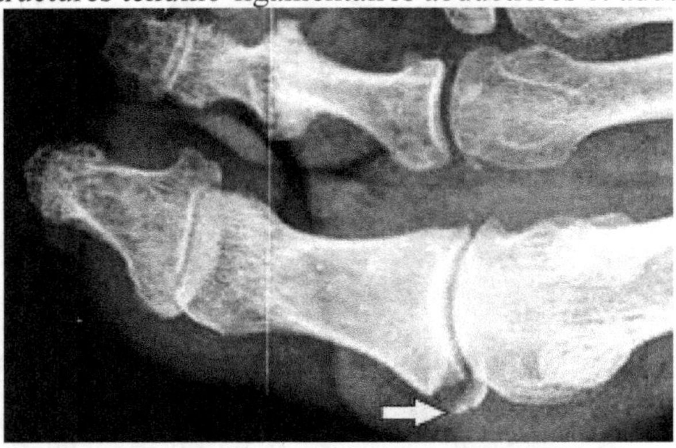

Arrachement de l'attache du ligament médial* sur la base de la phalange proximale P1.

  Ce traumatisme favorise la déviation de l'hallux vers les petits orteils par dominance fonctionnelle des structures abductrices.
- fracture de la base de la phalange proximale P1 ou la tête du 1er métatarsien M1
- amputation traumatique de petits orteils ou perte de fonction du 2e orteil, en particulier après chirurgie.

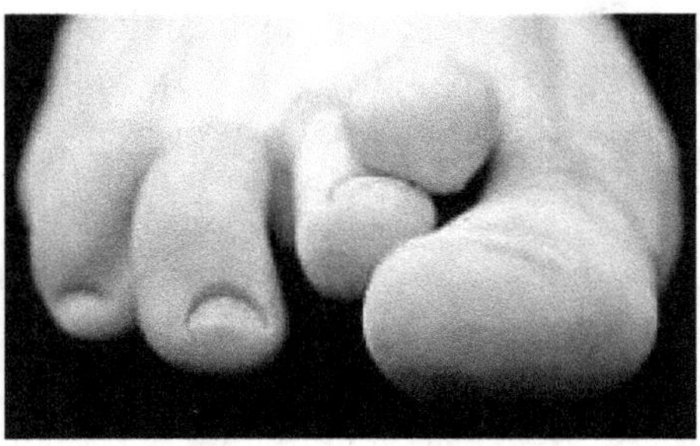

Perte de fonction du 2ème orteil après chirurgie pour griffe*

L'orteil devenu « passif » et luxé vers le dos du pied favorise la déviation du gros orteil en abduction.

- Hallux valgus après traumatisme grave du métatarse (fractures-écrasement), avec perte de fonctions des orteils médians.

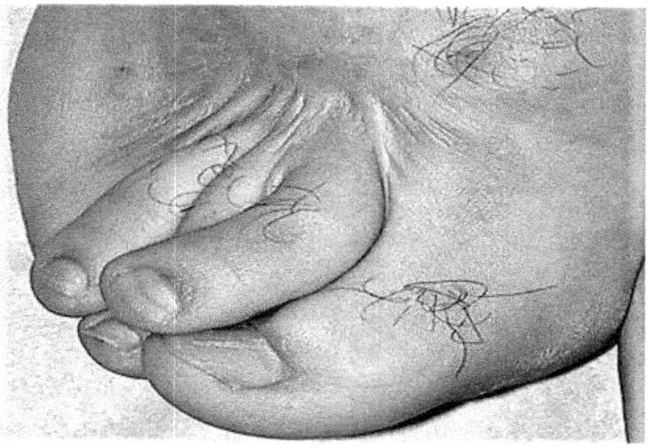

- lésion du nerf sciatique paralysant la commande des muscles adducteurs* de l'hallux ; à noter que toutes les maladies neurologiques responsables de ce type de paralysie, qu'elles soient d'origine centrale (atteinte du cerveau ou de la moelle) ou périphérique (lésion du nerf sciatique) peuvent entrainer un hallux valgus, le plus souvent unilatéral. Toujours y penser !

Les traumatismes en cause sont relativement rares. Leur diagnostic et leur traitement ne posent aucune difficulté autre que la réalisation d'un geste technique réparateur adapté.

L'hallux valgus rhumatismal

Dans la grande majorité des cas, l'hallux valgus congénital n'a rien à voir avec un rhumatisme, une maladie inflammatoire, métabolique ou dégénérative car il entre dans la catégorie des maladies mécaniques.

En revanche, il existe des hallux valgus *secondaires* à des rhumatismes. Toute destruction latérale* de la première articulation MTP favorise la déviation de l'hallux vers les petits orteils.

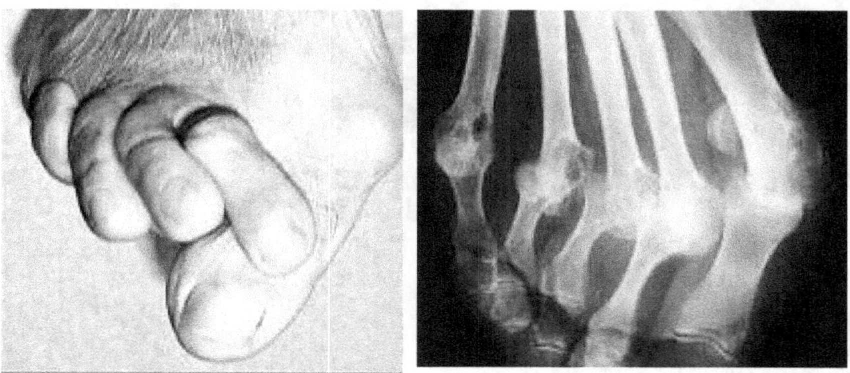

Avant-pied et radiographie typiques d'une polyarthrite rhumatoïde avec destructions des articulations MTP responsables d'un hallux valgus et de luxations des petits orteils

La prise en charge thérapeutique s'avère difficile en raison des douleurs quasi quotidiennes et de l'évolution chronique de ces lésions destructrices.

Les rhumatologues disposent de médicaments de plus en plus efficaces pour éviter de pareilles évolutions.

L'hallux valgus métabolique
Il existe aussi des maladies microcristallines ou rhumatismes métaboliques. Dans quelques cas, la maladie provoque l'apparition de calcifications sur la capsule articulaire.
Une calcification médiale* augmente la saillie visible à la racine du gros orteil, simulant ou aggravant une déviation de l'hallux. La contrainte imposée par le port de chaussure s'accompagne pratiquement toujours de douleurs et d'une aggravation de la maladie causale et de la déviation.
La *goutte* réveille habituellement la nuit vers deux heures du matin et diminue après le lever ; localement l'articulation se révèle rouge, chaude, œdématiée et très douloureuse au moindre contact, signes évoquant fortement un processus dit inflammatoire.
Lorsque la douleur persiste au repos et réveille la nuit, il faut évoquer une *chondrocalcinose* articulaire ou un autre rhumatisme métabolique.

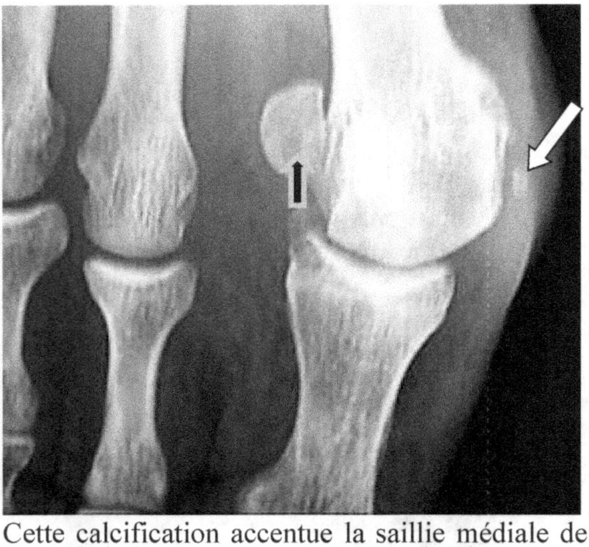

Calcification à la face médiale* de la 1ère tête métatarsienne.

Cette calcification accentue la saillie médiale de l'hallux valgus. Ce cliché révèle également la luxation complète de la première tête métatarsienne par rapport au sésamoïde latéral* bien visible dans le premier espace.

Existe-t-il un hallux valgus malformatif ?
Certaines malformations congénitales, parfois d'origine chromosomique, favorisent le développement d'un hallux valgus.
L'absence de 2ème orteil ou son absence de fonction représente un facteur très favorisant mais également en cas de malformation des petits orteils.

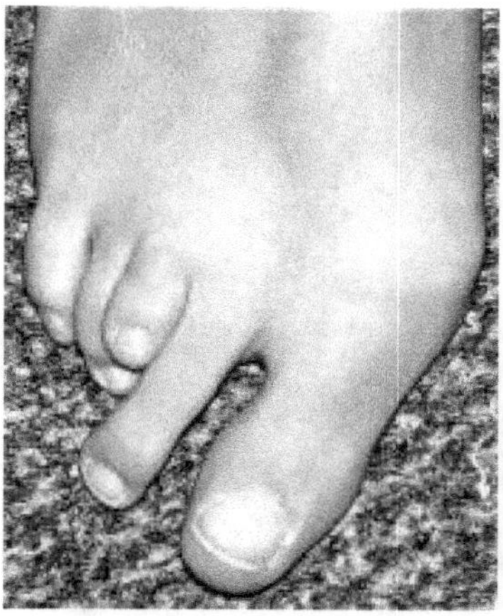 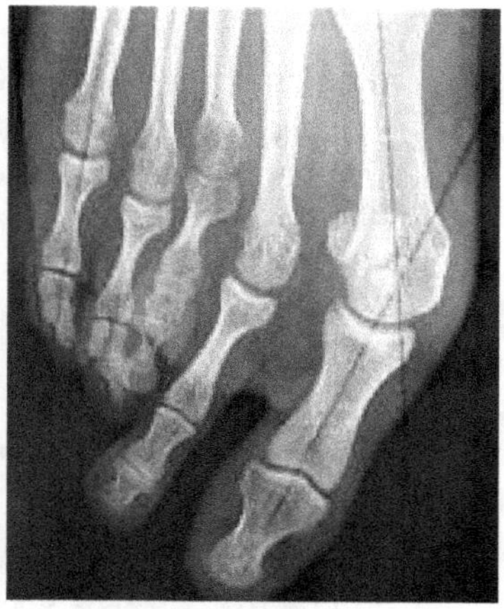

Dans le cas présenté ci-dessus, une brièveté relative des 3 derniers orteils, en particulier le 3e métatarsien trop court par rapport aux deux premiers, est en grande partie responsable de la déviation de l'hallux et du 2e orteil.

Dans quelques cas très rares, l'avant-pied ne comporte que quatre rayons au lieu de cinq.

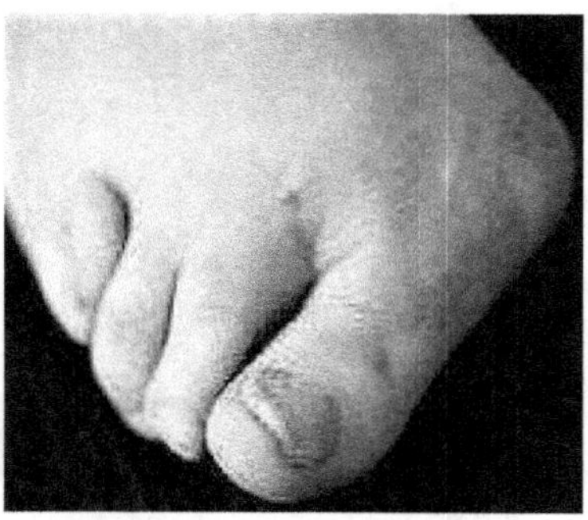

Absence congénitale d'un rayon métatarso-phalangien.
La mécanique de l'avant-pied s'en trouve profondément modifiée et la déviation de l'hallux dominant devient habituelle.

L'hallux valgus a-t-il un rapport avec un pied plat ?
La confusion tient probablement au fait que la plupart des pieds plats sont appelés « pieds plats valgus ».

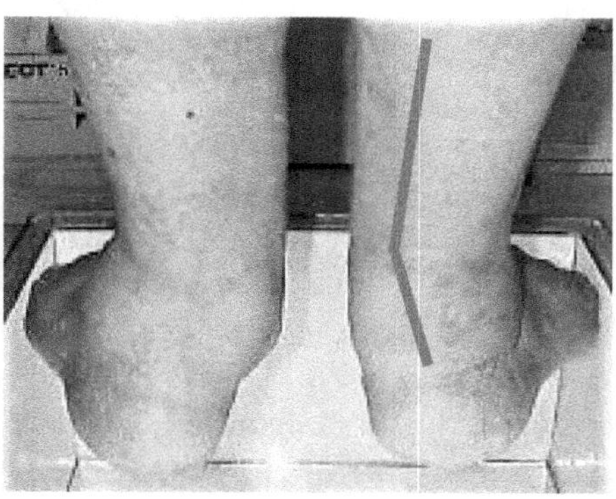

Talons droit et gauche déviés en va*L*gus*

La déviation du talon en valgus s'observe plus facilement en vue arrière. Il n'existe aucun lien direct entre l'hallux valgus et le pied plat valgus mais il représente indéniablement un facteur favorisant dynamique.

III/ Autres pathologies de l'hallux

En fonction de la déviation du gros orteil dans l'espace, on peut observer différentes déformations pas toujours douloureuses mais très souvent peu compatibles avec un chaussage standard. De ce fait, la correction chirurgicale s'impose parfois, même en l'absence de douleur, pour faciliter le port de chaussures du commerce et permettre une bonne vie sociale.
Nous avons déjà rappelé plusieurs fois que l'*hallux abductus* est physiologique et constitutionnel pour un humain car garant d'un bon déroulement du pied à la marche.
Parmi les déformations anormales décrites ci-dessous, plusieurs ne s'observent que très rarement naturellement mais surviennent comme une complication après une intervention chirurgicale pour hallux valgus !

L'hallux adductus ou varus

Il s'agit d'une déformation inverse d'hallux *abductus* ou *valgus,* déjà évoqué dans la première partie. Le gros orteil est plus ou moins dévié vers l'axe médian du corps c'est-à-dire en adduction.

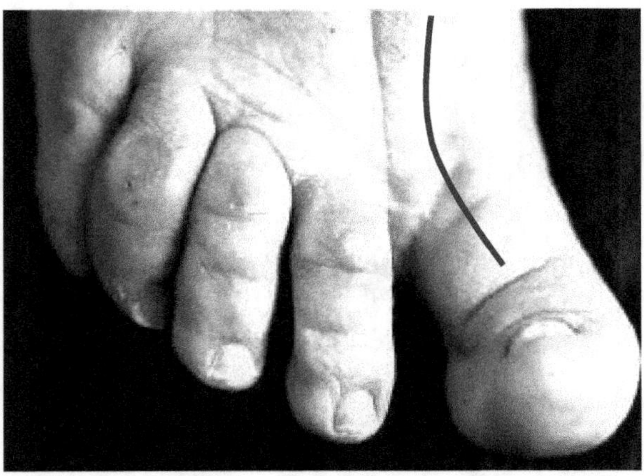

Hallux varus après un excès de correction de l'hallux valgus

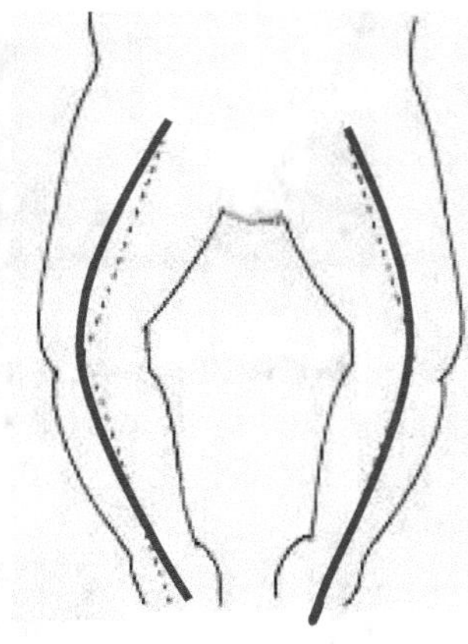

Déformation en « O », *genu varum*

L'*hallux adductus* ou *varus* est une caractéristique des grands singes arboricoles. Comme ils se déplacent de branches en branches et vivent surtout dans les arbres, leur pied ressemble à notre main. La position de leur premier orteil tourné en dedans, vers le centre du corps, facilite l'équilibre et la déambulation. A noter qu'il existe un point commun entre cet avant-pied arboricole et l'avant-pied humain prédisposé à l'hallux valgus : tous les deux ont un écart entre les deux premiers métatarsiens, un *metatarsus varus* plus ou moins prononcé.

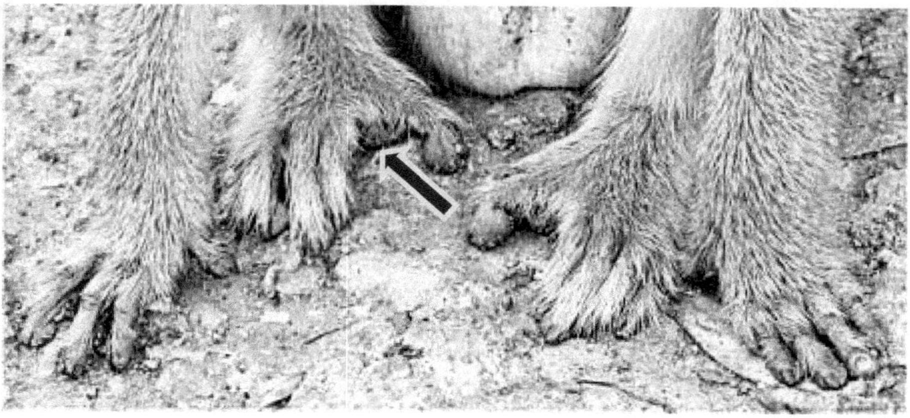

Hallux rigidus
Il s'agit d'un stade évolué voire terminal d'une arthrose* de l'articulation MTP. La souffrance commence par un déficit de plus en plus sévère de la mobilité en extension du gros orteil, vers le haut. [Voir troisième partie]
Le déroulement du pas est obligatoirement modifié entraînant un report des charges sur le 2e voire le 5e rayon*. Un durillon plantaire se forme en regard de l'articulation interphalangienne, le plus souvent en médial*.
Pendant des années l'hallux présente une mobilité limitée de l'articulation métatarso-phalangienne (MTP1) en extension, c'est-à-dire pour relever la pointe du gros orteil ; on parle plutôt d'un *hallux limitus*.
La gêne augmente lors de la marche surtout avec des chaussures à talon. En effet, tout dénivelé entre le talon et l'avant-pied dans une chaussure demande automatiquement une bonne extension dorsale de tous les orteils.

Petite précision utile : pour la vie quotidienne normale, marcher, courir, monter et descendre un escalier ou d'une voiture, demandent une extension de 45° au minimum. La flexion plantaire de l'hallux, moins utile, est toujours mieux conservée.

Hallux extensus
L'extensus se caractérise par la position en flexion dorsale permanente du gros orteil soit de la première phalange (la proximale P1) soit de ses deux phalanges.
La grande majorité d'*hallux extensus* survient comme complication d'une chirurgie d'hallux valgus ou suite à un *hallux rigidus*.
Cette mauvaise position permanente de l'hallux gêne le chaussage car aucune chaussure du commerce possède une hauteur suffisante au niveau des

orteils et, de plus, dans la plupart des cas, l'hallux perd tout appui au niveau de sa pulpe.

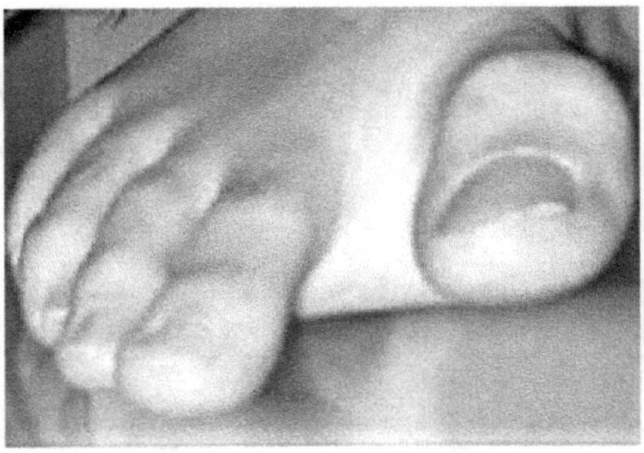

Extension adduction de P1

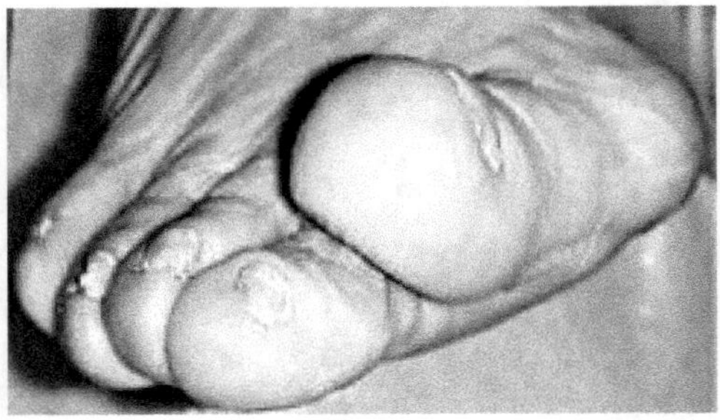

Hallux en extension et en abduction*

Se chausser de façon standard devient pratiquement impossible. Seules deux solutions :

- se faire réopérer
- ou ne porter que des chaussures thérapeutiques sur mesure associés à une orthèse plantaire redonnant un appui pulpaire à l'hallux.

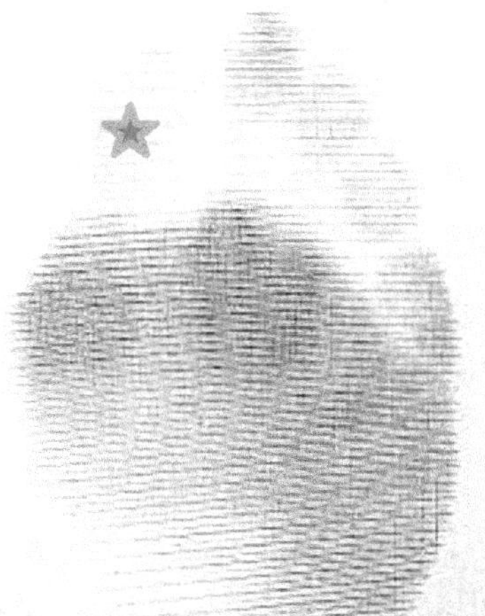

Le podogramme dynamique, à la marche, confirme un appui marqué sous les têtes métatarsiennes M1, M2, M3 mais très faible sous la pulpe du gros orteil.

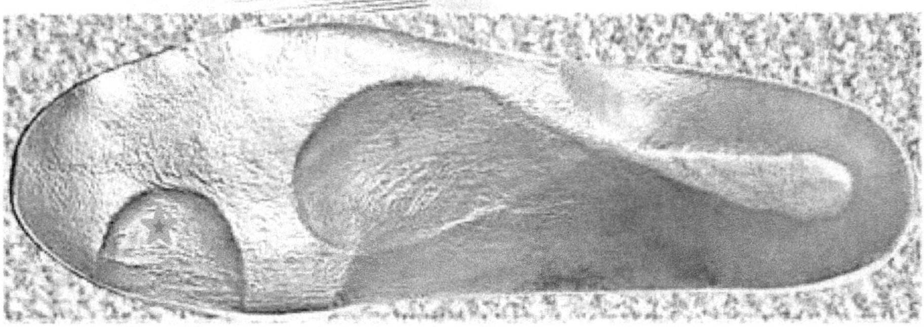

Exemple d'orthèse plantaire avec un *élément sous pulpaire* pour créer un appui distal de l'hallux, efficace pour un petit *hallux extensus*.

Hallux en barquette

Cette déformation peut être considérée comme une variante du cas précédent. Le déficit de la flexion dorsale du gros orteil à sa racine se compense par une extension excessive de la phalange distale (P2), au niveau de l'articulation entre les deux phalanges.

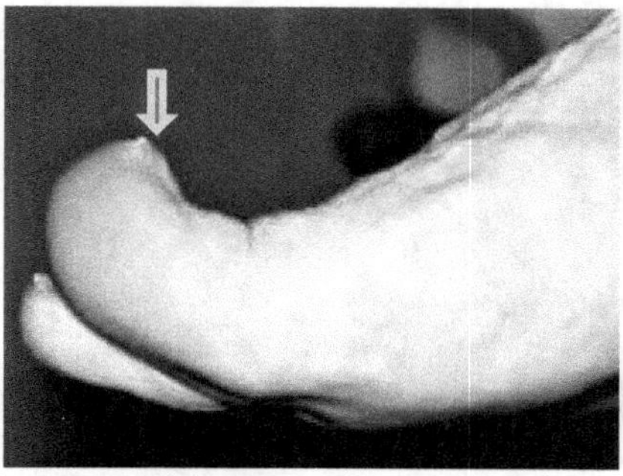

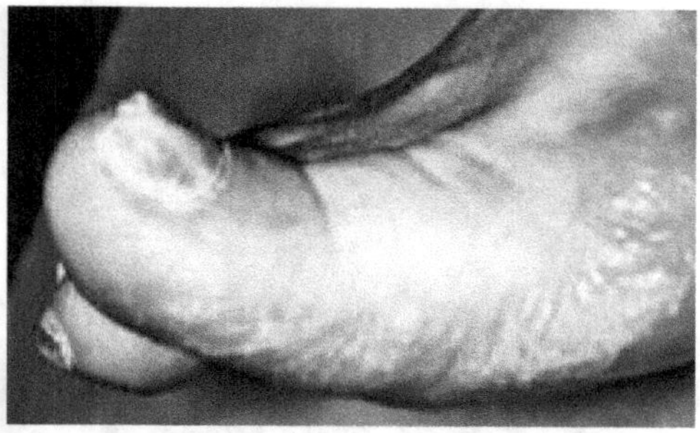

Cette position constante déclenche souvent un cor douloureux sous l'extrémité de l'ongle, une *onychodystrophie**, du gros orteil à la marche prolongée pieds chaussés.

Hallux flexus

Il se caractérise par une flexion plantaire quasi permanente de la première phalange P1 du gros orteil.

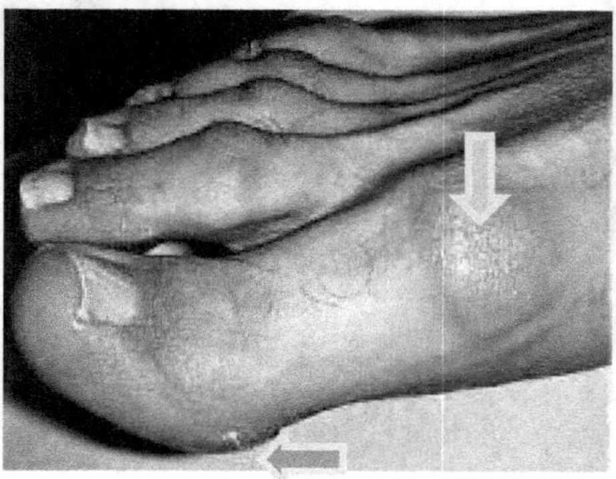

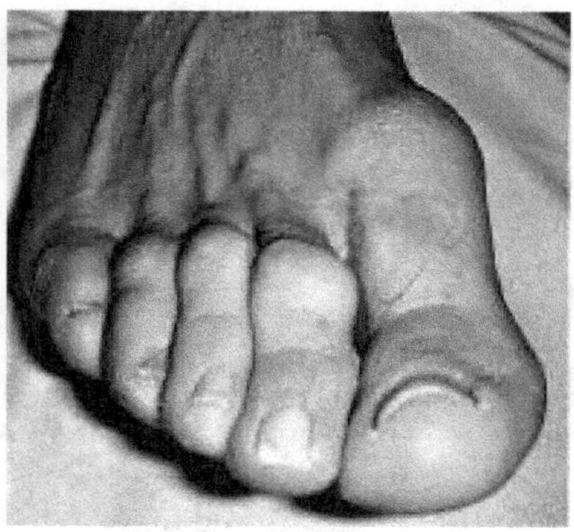

Appui excessif sous l'articulation entre les deux phalanges

+ surcharge du 2e rayon

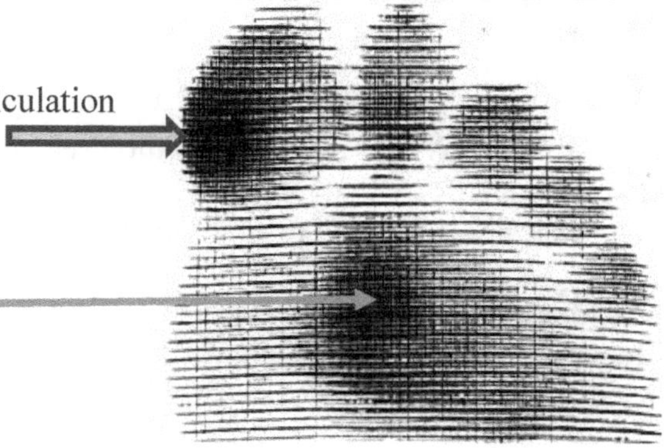

Le podogramme ci-dessus révèle une absence d'appui sous la première tête métatarsienne et un appui excessif en regard de l'articulation entre les deux phalanges de l'hallux. Cette déformation provoque une saillie dorsale du premier métatarsien appelé « dorsal bunion » ou *oignon dorsal* en français et un durillon sous l'interphalangienne.

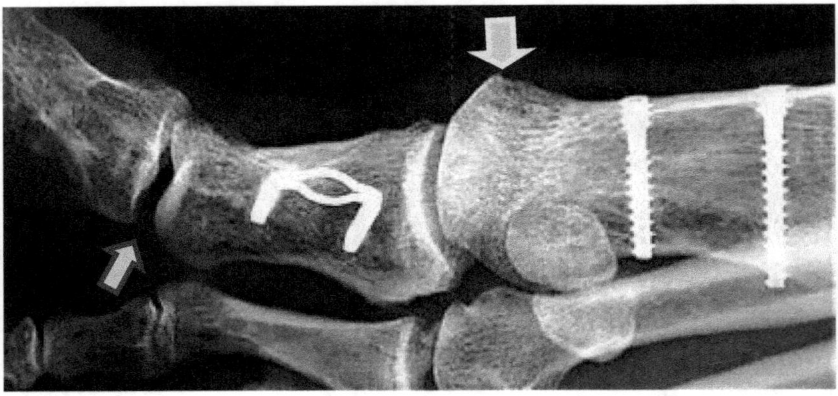

Hallux malleus
Cette déformation s'apparente à une griffe du gros orteil, à une déformation en marteau*.

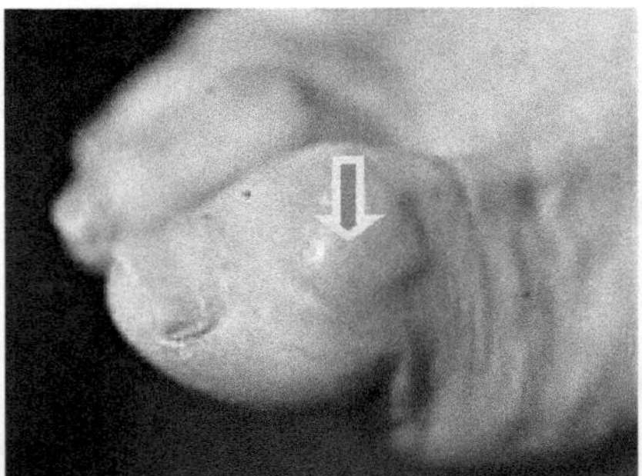

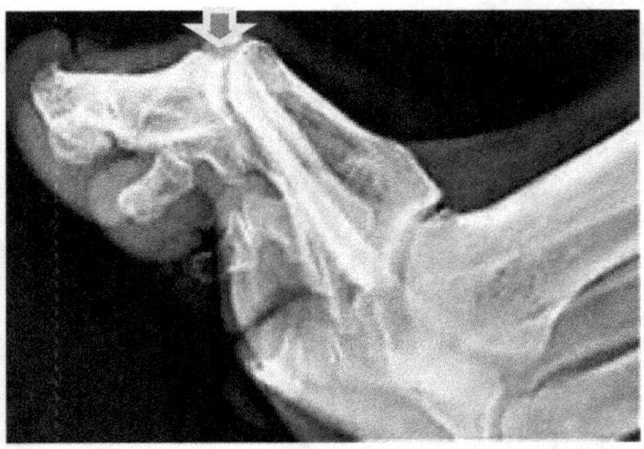

La saillie dorsale de l'articulation interphalangienne (P1-P2) favorise l'apparition d'un cor lors de la marche pied chaussé.

IV/ Notions complémentaires de calcéologie

Comme nous avons essayé de le montrer pour plusieurs items, une bonne connaissance de la chaussure reste un préalable indispensable pour vivre en bonne harmonie avec un pied bossu.

Anatomie d'une chaussure
La base de la science de la chaussure commence par une bonne connaissance des différents termes utilisés pour fabriquer et caractériser une chaussure.

La plupart des termes datent de l'époque où l'industrie de la chaussure n'existait pas ; il s'agit d'un vocabulaire professionnel créé par les cordonniers et les bottiers.

Modèle Derby

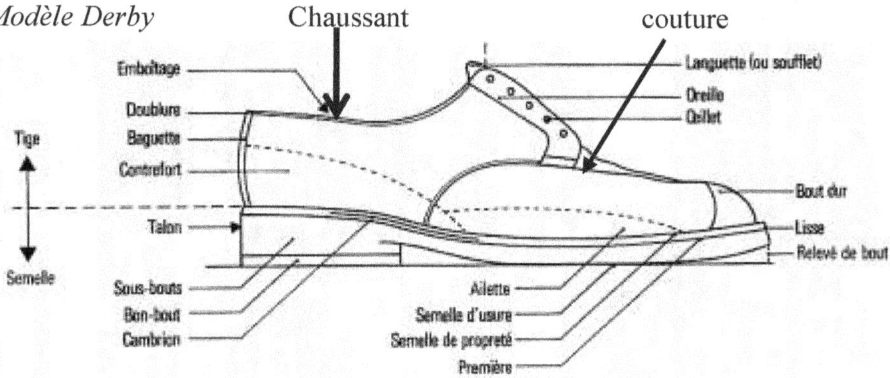

La partie avant de la chaussure

Comme expliqué précédemment, être porteur d'un hallux valgus reste compatible avec toutes les formes de bout antérieur. Même un bout pointu à condition que l' « axe du bout » soit déporté en médial* comme ci-dessous.

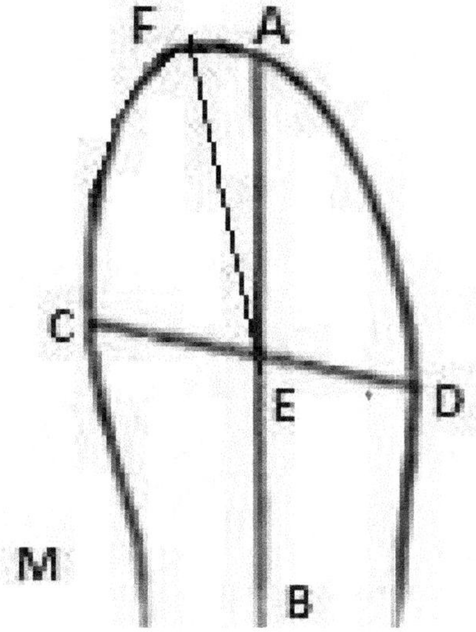

Traçage de repères sur la semelle *Première** dite de montage

AB : axe de la *forme**
CD : ligne des *flancs**
EF : axe du bout
M : bord médial*, côté de l'hallux

Rappel d'une notion essentielle : chaque personne doit connaître sa grosseur* d'avant-pied en point de Paris, située en général entre la 4e et la 15e pour ne porter que des souliers adaptés à la morphologie de son pied et réduire ainsi les risques de souffrance, surtout en cas d'hallux valgus.

Les formes de bout
Rappelons qu'ils permettent un aspect esthétique, afin de suivre une mode ou un choix personnel.

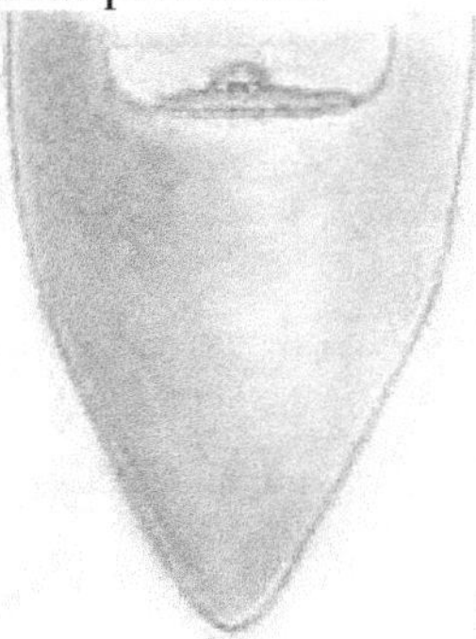

Bout pointu

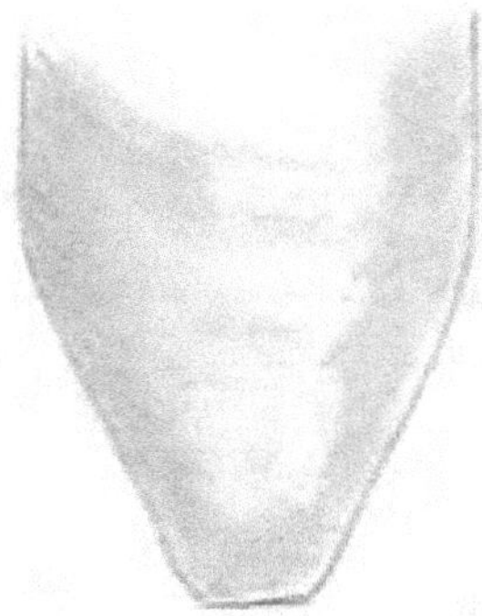

Bout carré

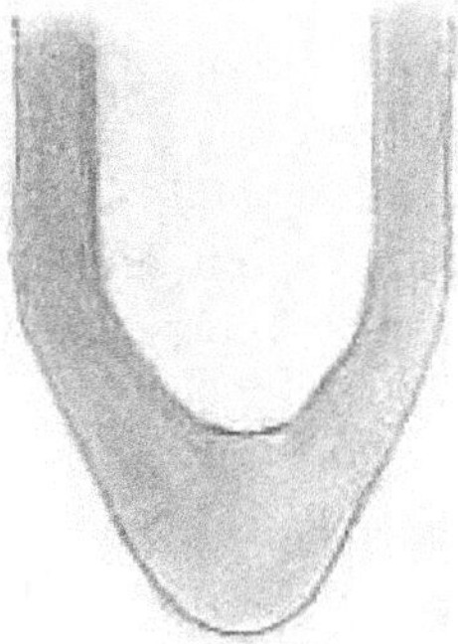

Bout ovale

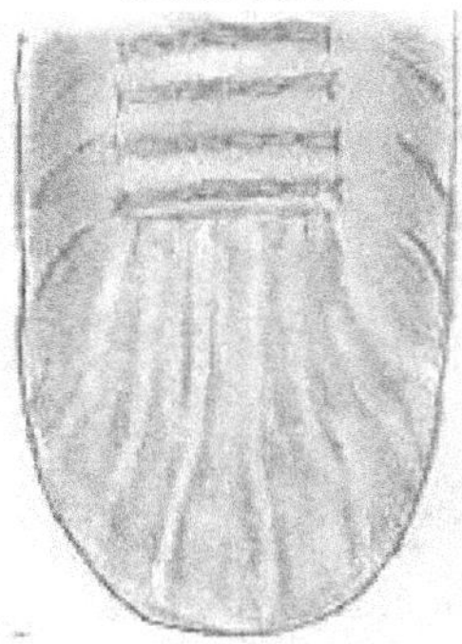

Bout rond

Les orteils n'occupent pas ce « bout ». Eviter un bord médial* trop incliné qui favorise la déviation latérale* de l'hallux.

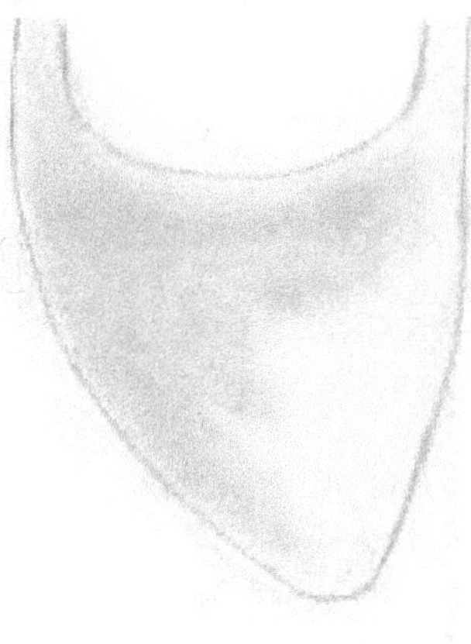

bout dévié en médial

Glossaire

Tous les mots suivis d'une * et les termes d'anatomie sont définis dans ce glossaire.

Abduction (*abductus*) : mouvement qui éloigne un membre ou un segment de membre du plan médian du corps ; s'oppose à l'adduction.

Adduction (*adductus*) : mouvement qui rapproche un membre ou un segment de membre du plan médian du corps ; s'oppose à l'abduction.

Algodystrophie ou Syndrome Douloureux Régional Complexe : douleur et trouble de la trophicité d'un tissu mou ou osseux, d'origine encore en partie mystérieuse ; l'affection survient surtout suite à un traumatisme, un accident, une intervention chirurgicale, favorisée par un contexte d'anxiété.

Alignement parabolique : le traçage d'une courbe, tangente au cinq têtes métatarsiennes, évoque un segment de parabole bien connu en géométrie. En podologie, plusieurs études montrent qu'un tel alignement favorise une bonne répartition des charges du poids du corps sur l'avant-pied à la marche.

Angle interphalangien : angle déterminé entre les axes diaphysaires de deux phalanges adjacentes d'un même orteil.

Artérite : affection qui lèse une artère et provoque soit un rétrécissement du conduit vasculaire (sténose ou athérome) soit un bouchon (occlusion). Il s'ensuit une mauvaise vascularisation du tissu en aval ou pire, un infarctus.

Arthrodèse : opération provoquant la soudure d'une articulation nécessitant l'utilisation de matériel dit d'ostéosynthèse.

Arthroplastie : intervention destinée à rendre une articulation plus mobile par réfection des surfaces articulaires ou par pose d'une prothèse.

Arthrose : maladie par diminution ou disparition du cartilage d'une articulation. L'arthrose primitive d'usure ou de vieillissement est relativement rare au pied. En revanche, l'arthrose secondaire, comme après une intervention chirurgicale sur une articulation, est loin d'être exceptionnelle.

Avant-pied (ou pied) ancestral ou embryonnaire, atavique, Dudley Morton : particularités anatomiques rompant l'alignement parabolique des têtes métatarsiennes ; le premier rayon est souvent concerné, en général trop court ou trop écarté du deuxième.

Articulation métatarso-phalangienne ou MTP : zone de contact entre une tête métatarsienne et la base d'une phalange dite proximale.

Assise talonnière : surface située à la partie arrière de la semelle intérieure d'une chaussure sur laquelle repose le talon du pied.

Axe d'emboitage : axe de la partie talonnière de la chaussure.

Bursite ou Hygroma : sorte d'ampoule interne créée par un conflit entre une partie osseuse et une zone du pied soumise à une pression ou un frottement ; elle contient généralement un liquide inflammatoire (« bursite ») ou mécanique (« bursopathie ») parfois gélatineux ou sanglant. Sur le plan mécanique, cette lésion agit comme un amortisseur naturel, une sorte de protection des parties molles.

Calcéologie : science de la chaussure qui comporte de nombreux termes professionnels qui décrivent tous ses éléments, ses techniques de fabrication, son entretien, etc.

Canon d'orteils : aspect morphologique de l'avant-pied basé sur la longueur relative entre tous les orteils.

Capsulite : inflammation de la structure liant deux os articulés ; la capsule fait partie de l'appareil ligamentaire.

Chaussant : propriété d'une chaussure lui permettant de loger correctement et confortablement un pied et de le maintenir rationnellement pendant la marche ou l'activité sportive.

Chaussette de contention : petit appareillage orthopédique exerçant une compression calibrée sur les parois des veines pour limiter et lutter contre l'œdème ; existe aussi en collant.

Chéloïde : forme de cicatrisation anormale, saillante, plus ou moins étendue d'un tissu mou comme la peau ou une muqueuse.

Chevauchement d'orteil : un orteil se place spontanément sous ou sur un de ses voisins.

Cryothérapie : traitement basé sur l'utilisation du froid ; azote liquide pour une verrue, congélation pour détruire une veine, glaçage pour un traumatisme, entre autres.

Dorsale : pour un pied, la face opposée à la plante.

Distal : situation loin de la racine d'un membre ; s'oppose à proximal.

Enthésopathie : pathologie par excès de tension d'un tissu mou (tendon, ligament, capsule, muscle) sur sa zone d'attache osseuse. En réaction, il se produit plus ou moins rapidement une ossification de cette attache créant ainsi un *enthésophyte* que les radiologiques nomment « épine » en raison de son aspect souvent pointu dans sa partie antérieure.

Epigénétique : mécanisme qui modifie de façon réversible l'expression de nos gènes, sans les modifier mais pouvant quand même se transmettre à la descendance.

Erythème : terme médical pour rougeur.

Exostose : nom donné à toute excroissance osseuse : épine, bec-de-perroquet, tumeur, enthésophyte… Dans l'hallux valgus, il s'agit de la saillie osseuse qui se forme sur la première tête métatarsienne, véritable prolifération osseuse ou cartilagineuse favorisée par le frottement répété contre une chaussure. L'exostosectomie est l'action chirurgicale de supprimer cette excroissance osseuse saillante.

Fistule : conduit pathologique entre la peau et une articulation ou un os.

Flanc : partie de la tige d'une chaussure située entre la ligne des flancs et l'avant de la zone qui reçoit le talon du pied. Les chaussures fermées comportent généralement un flanc médial et un latéral.

Forme : objet en bois ou en plastique représentant le pied dans toutes les phases de sa dynamique qui sert de base pour créer un patronage de chaussure. La réussite fonctionnelle du soulier en dépend.

Fracture de fatigue : maladie mécanique adaptative d'un os soumis à des pressions excessives souvent inhabituelles et parfois répétées. Le non-respect de la limite de charge d'un os peut provoquer sa rupture ; on évoque alors une fracture pathologique, sans traumatisme évident mais sur un os fragilisé par une maladie.

Griffe d'orteil : déformation d'un orteil d'origine souvent mécanique mais parfois neurologique. La griffe mécanique favorise la décharge dynamique d'une tête métatarsienne lors de la marche.
Il existe plusieurs types de griffe, la plus fréquente étant la griffe en *marteau* par extension de la première phalange P1 et flexion de la deuxième P2. En médecine, on parle de camptodactylie.

Grosseur : terme professionnel en calcéologie désignant une mesure qui correspond au périmètre (largeur et hauteur) d'un avant-pied, déterminant donc un volume ; le terme est souvent remplacé à tort par le mot « largeur », aberrant sur le plan mathématique.

Hallomégalie : gros orteil hypertrophié.

Hallux : mot d'origine latine qui désigne le gros orteil, le seul qu'on nomme de façon habituelle par ce terme, les autres, les petits orteils, sont chiffrés le 2e, le 3e, le 4e et le 5e. On désigne parfois le cinquième sous le terme quintus.

Hallux abductus : gros orteil dévié en latéral, vers l'extérieur, vers les petits orteils, dans le plan de l'espace dit horizontal. Il correspond à une déviation en dehors du gros orteil, de plus de 15° par rapport à l'axe du premier métatarsien M1, mais sans rotation contrairement à l'hallux valgus. En médecine, on parle de clinodactylie.

Hallux adductus : autre clinodactylie dans laquelle le gros orteil est dévié en médial, vers l'intérieur, vers l'axe médian de référence du corps, dans le plan dit horizontal.

Hallux erectus ou hallux limitus : gros orteil dévié vers le haut dans le plan dit sagittal, dans l'espace à trois dimensions.

Hallux rigidus : une forme d'arthrose, c'est-à-dire une destruction progressive du cartilage de l'articulation MTP, à la racine du gros orteil. Dans un hallux rigidus dégénératif, rare, le gros orteil reste bien axé par rapport au premier métatarsien et il ne peut donc pas y avoir hallux valgus et rigidus en même temps. En revanche, certains hallux valgus évolués peuvent se compliquer d'arthrose localisée à une partie de l'articulation MTP. Plus souvent l'hallux rigidus succède à une chirurgie d'hallux valgus.

Hallux valgus primitif : se dit d'une déviation du gros orteil associant une abduction et une pronation d'origine constitutionnelle, néonatale mais pouvant se révéler à tout âge.

Hallux valgus secondaire : se dit d'une déviation du gros orteil associant une abduction et une pronation d'origine secondaire à une maladie causale comme un rhumatisme, un accident, une maladie neurologique, etc.

Hydarthrose : épanchement dans une articulation par sécrétion excessive de liquide synovial à la suite de contraintes mécaniques mais parfois déclenché par une affection inflammatoire ou métabolique voire tumorale.

Hyperkératose : épaississement et durcissement pathologique de la peau ; selon le diamètre, on parle de cor, durillon ou callosité. Il s'agit d'une forme de défense de la peau pour éviter sa fissuration voire sa rupture.

Hypodermite : terme utilisé dans plusieurs affections dermatologiques désignant comme son nom l'indique une inflammation de l'hypoderme. Au pied, l'hypodermite découle d'une conséquence mécanique d'excès de charge dans une zone comprise entre une tête métatarsienne et la peau en regard ; dans ce cas, il s'agit plutôt d'un œdème des cellules de graisse du capiton plantaire amortisseur, sans véritable inflammation.

Latéral : situé loin d'un axe médian de référence ; vers l'extérieur, en dehors, s'oppose à médial.

Luxation : déplacement d'un os à l'intérieur d'une articulation.

Mal perforant : complication majeure d'un diabète au niveau du pied qui se traduit par un trou dans la peau qui a perdu sa capacité à résister à un excès de charge ou de frottement.

Médial : situé près d'un axe médian de référence ; vers l'intérieur, s'oppose à latéral. En France, il s'agit de l'axe coupant le corps en deux parties symétriques de la tête aux pieds. Les anglosaxons considèrent comme axe de référence d'un pied, un axe passant par le troisième rayon, coupant un pied en deux moitiés.

Métatarsalgie statique : douleur du métatarse ; locution peu précise le métatarse étant une région du pied, mais aussi plusieurs os de l'avant-pied qui peuvent souffrir au niveau de leur tête, de leur diaphyse (milieu), de leur base, à leur face dorsale ou plantaire et à leurs extrémités articulaires. D'autre part, les douleurs apparaissent plus à la marche ou à la course, c'est-à-dire au cours d'une activité dynamique, qu'en position assise ou debout immobile. Dynamique représente l'opposé de statique.

Métatarse : partie du squelette du pied désignant à l'avant-pied une zone formée par cinq petits os, les métatarsiens.

Metatarsus varus : angle mesurant l'écart entre les deux métatarsiens, en particulier entre les deux premiers.

Mycose : terme médical pour désigner un champignon.

Œil-de-perdrix : cor provoqué par un conflit entre deux orteils voisins trop comprimés, généralement en regard de deux zones osseuses saillantes comme les têtes ou les bases de phalange.

Oignon : terme désignant la forte saillie de la première tête métatarsienne M1 sur le bord médial.

Onychodystrophie : trouble de la trophicité d'un ongle souvent d'origine mécanique, par conflits répétés parfois peu intenses.

Onychoplastie : petite orthèse pour un orteil, à visée palliative ou correctrice en fonction de sa mobilité.

Orthèse : petit appareillage d'assistance amovible pour tout ou partie d'un pied.

Orthèse plantaire : petit appareillage orthopédique agissant sur la plante d'un pied ; anciennement dénommé semelle orthopédique. Actuellement le mot « semelle » concerne la chaussure et « orthopédique » la chirurgie qui seule peut « remettre droit ».

Orthonyxie : technique de traitement podologique par petite orthèse visant à corriger la courbure d'un ongle, diriger sa croissance ou supprimer un conflit local.

Orthoplastie : technique podologique de rééducation d'orteil par une orthèse ou petit appareillage visant à supprimer une gêne au chaussage.

Os sésamoïde : nom donné aux deux petits os situés sous la tête du premier métatarsien en raison à leur morphologie comparable à une graine de sésame.

Ostéonécrose : mortification ou infarctus d'un os ou d'une partie osseuse.

Ostéosynthèse : procédé chirurgical d'union de deux parties osseuses par une agrafe, une vis, une plaque, un clou ou autre matériel.

Ostéotomie : section chirurgicale d'un os.

Parabole de Lelièvre : ligne courbe tangente aux têtes métatarsiennes décrite précédemment dans l'alignement parabolique.

Paresthésie : sensation désagréable due à la perturbation d'un nerf sensitif qui s'exprime surtout par des sensations de fourmillements ou de brûlures.

Pente de l'assise talonnière : une des caractéristiques de la partie postérieure d'une chaussure à bien connaître ; l'inclinaison de cette assise par rapport à l'horizontale détermine la charge transmise à l'avant-pied lors de la marche.

Phalanges : chaque orteil possède trois phalanges excepté l'hallux et souvent (50% des cas) le 5ème. Pour les orteils ayant trois phalanges, on désigne par phalange proximale (P1) celle qui se situe le plus près de la racine de l'orteil, la distale (P3) la plus éloignée et l'intermédiaire (P2) entre les deux.

Phlébite : obstruction ou thrombose dans une veine responsable de la formation d'un caillot qui risque de migrer, tout ou en partie, vers le poumon et entraîner une embolie parfois mortelle.

Plans (horizontal, frontal, sagittal) : dans un espace à trois dimensions, on décrit le pied dans chaque plan : horizontal (à plat sur le sol), frontal (parallèle au front) et sagittal (coupant en deux parties symétriques).

Podogramme : empreinte de la plante d'un pied obtenue grâce à un podographe à baudruche ou électronique.

Point de Paris : mesure utilisée en calcéologie pour désigner la longueur d'un pied par un numéro.

Pointure : système de mesure variable selon le pays. En France, la pointure correspond à 3/2 de la longueur du pied en centimètres en ajoutant un centimètre ; ainsi une pointure 40 correspond à 25,6 cm ; en effet, (25,6 + 1) x 3 : 2 = 39,9 soit 40 en points de Paris.

Première de montage : semelle servant de base à la fabrication d'une chaussure ; complétée par une tige sur le dessus et un semelage en dessous.

Pronation : inclinaison vers l'intérieur dans un plan frontal ; s'oppose à la supination.

Proximal : situé près de la racine d'un membre ; s'oppose à distal.

Pseudarthrose : formation d'un espace entre deux parties osseuses qui auraient dû se cicatriser, créant une espèce de néo articulation pathologique.

Quintus varus : déformation du cinquième orteil dévié vers le quatrième, souvent à l'origine d'un chevauchement.

Rachianesthésie : anesthésie en injectant un produit destiné à insensibiliser la partie inférieure du corps, dans le canal rachidien, par péridurale.

Rayon : ensemble constitué par un métatarsien et les phalanges de l'orteil correspondant. Chaque pied comporte cinq rayons, le premier correspond à l'hallux et le cinquième au petit orteil.

Résection arthroplastique : ostéotomie de deux os dans leur zone articulaire pour recréer une néo-articulation (suppression des surfaces déformées) ou interposition d'une prothèse.

Scarf : ostéotomie consistant à découper un métatarsien sur une grande partie de sa diaphyse ; cette séparation de l'os en deux permet de modifier sa longueur, rapprocher ou écarter deux têtes métatarsiennes adjacentes, tout en permettant une consolidation plus solide de l'ostéosynthèse.

Silastic : élastomère de silicone souple et inerte utilisé dans la fabrication de certaines prothèses ; terme dérivé d'une marque déposée en 1948 par Dow Corning Corporation aux Etats-Unis.

Supination : inclinaison vers l'extérieur dans un plan frontal ; s'oppose à la pronation.

Syndrome canalaire : souffrance d'un nerf comprimé dans un espace anatomique non extensible en volume.

Synostose : soudure anormale entre deux os normalement indépendants.

Synovite : inflammation de la membrane synoviale, tissu à l'origine de la sécrétion du liquide synovial qui favorise la mobilité articulaire.

Tige : partie de la chaussure située au-dessus de la première de montage. Elle peut être constituée d'un seul élément (tige), de deux (empeigne à l'avant, quartier à l'arrière) mais aussi de brides, lanières, et autres.

Ulcération : petite perte de substance dermique (peau) ou de muqueuse (aphte) ; l'érosion désigne une lésion plus superficielle.

Valgus : déviation dans deux plans de l'espace, une déviation latérale (vers l'extérieur) dans le plan horizontal associée à une inclinaison vers l'intérieur, ou pronation, dans le plan frontal ; l'inverse du varus.

Varus : déviation dans deux plans de l'espace, une déviation médiale (vers l'intérieur) dans le plan horizontal associée à une inclinaison vers l'extérieur, ou supination, dans le plan frontal ; l'inverse du valgus.

Références

Ce livre est le fruit de près de quarante-cinq années consacrées à une activité médicale libérale en orthopédie médicale, principalement orientée sur le pied et la cheville, et quarante ans d'enseignement universitaire et de formation post-universitaire.

- Goldcher (Alain), *Une orthèse plantaire antalgique et fonctionnelle pour hallux valgus*; in *Actualités en Médecine et Chirurgie du Pied*, Paris, Masson, 1989, 4e série, pp 84-88.
- Goldcher (Alain), *Contention antalgique d'un hallux valgus ;* fiche thérapeutique n° 4, in *Le Pied*, novembre 1990, 5, p. 27.
- Goldcher (Alain), *Exclusion congénitale du deuxième orteil. Une insuffisance fonctionnelle du 2e rayon*, in *Médecine et Chirurgie du Pied,* 1991, 7, 1, pp. 27-33.
- Goldcher A., Merlet C. *Etiologies de l'hallux rigidus.* In *Podologie 91*, Expansion Scientifique Française, Paris, 1991, p.64-67.
- Goldcher (Alain), *Hallux valgus congénital, fréquence, sexe, hérédité* in *Médecine et Chirurgie du. Pied,* Paris, 1991, 7, 2-3, pp. 66-67.
- Ibid., *A la période infantile*, pp. 78-83.
- Goldcher (Alain), *L'aileron latéralisé : nouvel élément d'orthèse pour hallux valgus.* In *Podologie*, Expansion Scientifique Française, Paris, 1995, pp. 159-162.
- Goldcher (Alain), *Orthèses plantaires à éléments latéralisés, in Médecine et Chirurgie du Pied*, 1997, vol. 13, pp. 50-53.
- Goldcher (Alain), Barouk (Louis Samuel), *Calcéologie médicale*, in *Revue de Rhumatologie* [Supplément pédagogique], 1998, 65, pp. 59-66.
- Goldcher (Alain), *Chaussure de série et podopathies adultes*, in Médecine et Chirurgie du Pied, décembre 2004,
- Goldcher (Alain), *Syndrome capitométatarsien ; la plus fréquente des métatarsalgies statiques*, in *Médecine et Chirurgie du Pied*, Springer, vol. 20, 2004, pp. 93-102.
- Goldcher (Alain), *L'hallux valgus ou oignon*, in *Pleine vie* magasine, octobre 2005, p 150.
- Goldcher (Alain), *Traitement médical de l'hallux valgus,* in *Encyclopédie Médico-Chirurgicale*, Podologie, 27-065-B-10, Elsevier, Paris, 2011, 10 p.
- Goldcher (Alain), *Abrégé de Podologie*, sixième édition, Paris, Masson, 2012, 339 p.
- Goldcher (Alain). *Pied en fonction de l'âge*. In : Podologie 2012. p. 275-284.
- Goldcher (Alain), *Chaussage. Comment choisir une chaussure*. In *Le Pied et la Cheville. De la clinique aux examens complémentaires*, Sauramps médical, Paris, avril 2014, pp. 503-511.

- Goldcher (Alain), *L'hallux valgus douloureux*, In *Le Généraliste*, n°2721, 15 mai 2015, pp. 21-23.
- Goldcher (Alain), *Pied/chaussure. Un couple à risque méconnu.* In Bull. Académie Nationale de Médecine, Paris, 2016, séance du 21 juin, 200, n° 6, pp.1167-1177 ; téléchargeable gratuitement.

- Fulpin (J.), Mafart (B.-Y.), Chouc (P.-Y.), Demians d'Archchimbaud (G.). *Étude par absorptiométrie de la densité minérale osseuse dans une population médiévale* (nécropole de Notre-Dame du Bourg, Digne, Alpes de Haute-Provence France, XIe s.-XIIIe s. et XVIe s.-XVIIIe s.), Bulletins et Mémoires de la Société d'Anthropologie de Paris, n.s., 13, 3-4 : 337-341, 2001.
- Barouk (L.S), Diébold (P), Maestro (M), Thémar-Noël (C) et Goldcher (A). *L'hallux valgus,* texte du symposium de Bordeaux de la SFMCP. Méd. Chir. Pied, 1991, 7, 2-3, 65-112.
- Barouk (Louis Samuel), *Forefoot Reconstruction*, Spinger-Verlag France, Paris, 2004, 379 p.
- Droulers (Antoine), Goldcher (Alain). *Prise en charge des pathologies du pied d'une personne âgée.* NPG Neurologie - Psychiatrie - Gériatrie 9(51):139-144, 2009.
- Emsallem Jonathan. *Enquête épidémiologique transversale sur les troubles podologiques d'une population âgée et valide, vue en cabinet de médecine générale, en Ile de France.* Thèse de doctorat en médecine à Paris 6, 2011.
- Haute Autorité de Santé. *Le pied de la personne âgée : approche médicale et prise en charge en pédicurie-podologie.* Méthode Recommandations pour la pratique clinique. Argumentaire scientifique, novembre 2020.

Sources iconographiques

Toutes les photographies de pieds, de podogrammes et d'imagerie médicale ont été prises par l'auteur.

Schémas réalisés par l'auteur ou par mon fils Jacques Goldcher orthésiste-podologiste : pages 13, 16, 22, 32, 33, 55, 62, 65 (1), 66, 77, 89, 107, 108, 109, 118, 121, 142, 155, 156.

Schémas provenant de mon article intitulé « Traitement médical d'un hallux valgus » publié en 2011 dans l'Encyclopédie Médico-Chirurgicale de podologie des éditions Elsevier : pages 25, 59.

Figures reprises de mon livre l'« Abrégé Podologie », sixième édition, publié aux éditions Elsevier-Masson, Paris, de 2012 :

Page de la figure concernée		Page ; référence « Abrégé »	
12 :	squelette avant-pied de ¾	73 ;	fig. 5.3
13 :	genu valgum	277 ;	fig. 19.2
19 :	canons d'orteils	54 ;	fig. 4.2
20 :	alignement parabolique	21 ;	fig. 1.13
24 :	quintus varus	132 ;	fig. 8.14
35 :	hallux arthrosique	125 ;	fig.8.9
37 :	avant-pied de ¾	72 ;	fig. 5.2
56 :	coupe d'un escarpin	255 ;	fig. 16.3
65 :	assise talonnière	254 ;	fig. 16.1
67 :	modèles de chaussure	29-30 ;	tableau 2.1
138 :	hallux valgus	122 :	fig. 8.7
139 :	équidistance têtes métatarsiennes/sol	21 ;	fig. 1.15
150 :	genu varum	277 ;	fig. 19.2
155 :	modèle derby	28 ;	fig. 2.1

Contenu

Structures éditoriales du groupe L'Harmattan

L'Harmattan Italie
Via degli Artisti, 15
10124 Torino
harmattan.italia@gmail.com

L'Harmattan Hongrie
Kossuth l. u. 14-16.
1053 Budapest
harmattan@harmattan.hu

L'Harmattan Sénégal
10 VDN en face Mermoz
BP 45034 Dakar-Fann
senharmattan@gmail.com

L'Harmattan Cameroun
TSINGA/FECAFOOT
BP 11486 Yaoundé
inkoukam@gmail.com

L'Harmattan Burkina Faso
Achille Somé – tengnule@hotmail.fr

L'Harmattan Guinée
Almamya, rue KA 028 OKB Agency
BP 3470 Conakry
harmattanguinee@yahoo.fr

L'Harmattan RDC
185, avenue Nyangwe
Commune de Lingwala – Kinshasa
matangilamusadila@yahoo.fr

L'Harmattan Congo
67, boulevard Denis-Sassou-N'Guesso
BP 2874 Brazzaville
harmattan.congo@yahoo.fr

L'Harmattan Mali
ACI 2000 - Immeuble Mgr Jean Marie Cisse
Bureau 10
BP 145 Bamako-Mali
mali@harmattan.fr

L'Harmattan Togo
Djidjole – Lomé
Maison Amela
face EPP BATOME
ddamela@aol.com

L'Harmattan Côte d'Ivoire
Résidence Karl – Cité des Arts
Abidjan-Cocody
03 BP 1588 Abidjan
espace_harmattan.ci@hotmail.fr

Nos librairies en France

Librairie internationale
16, rue des Écoles
75005 Paris
librairie.internationale@harmattan.fr
01 40 46 79 11
www.librairieharmattan.com

Librairie des savoirs
21, rue des Écoles
75005 Paris
librairie.sh@harmattan.fr
01 46 34 13 71
www.librairieharmattansh.com

Librairie Le Lucernaire
53, rue Notre-Dame-des-Champs
75006 Paris
librairie@lucernaire.fr
01 42 22 67 13